# DE L'ANÉMIE

## ET DE

## L'ISCHÉMIE CÉRÉBRALES

PAR

**Michel PETRINI**

DOCTEUR EN MÉDECINE

MEMBRE DE LA SOCIÉTÉ D'ANTHROPOLOGIE DE PARIS.

Ancien interne provisoire en médecine et en chirurgie des hôpitaux de Paris.
Lauréat de la Faculté de Médecine de Paris (*Prix Corvisart*).
Médaille de bronze des hôpitaux de Paris (1869-74).
Ex Aide-Chirurgien des Ambulances Françaises (1870-71).

PARIS

J.-B. BAILLIÈRE ET FILS,

LIBRAIRES-ÉDITEURS,

19, Rue Hautefeuille, 19.

1874

# DE L'ANÉMIE

## ET DE

# L'ISCHÉMIE CÉRÉBRALES

————

1. Note sur un **Nouveau procédé opératoire des po-
   lypes des fosses nasales**, au moyen d'un nouvel instrument, inventé par l'auteur, et présenté à l'Académie de Médecine,
   et à la Société de Chirurgie de Paris, les 26 mars et
   26 janvier 1872.

2. **Mémoire sur les diverses formes de la Pleuré-
   sie**, contenant vingt-quatre observations, et présenté à la Faculté
   de Médecine de Paris, pour le concours du prix Corvisart le
   30 juin 1873 (ce mémoire a été couronné par la Faculté).

# DE L'ANÉMIE

ET DE

# L'ISCHÉMIE CÉRÉBRALES

PAR

## Michel PETRINI

DOCTEUR EN MÉDECINE

MEMBRE DE LA SOCIÉTÉ D'ANTHROPOLOGIE DE PARIS.

Ancien interne provisoire en médecine et en chirurgie des hôpitaux de Paris.
Lauréat de la Faculté de Médecine de Paris (*Prix Corvisart*).
Médaille de bronze des hôpitaux de Paris (1869-74).
Ex Aide-Chirurgien des Ambulances Françaises (1870-71).

PARIS

J.-B. BAILLIÈRE ET FILS,

LIBRAIRES-ÉDITEURS,
19, Rue Hautefeuille, 19.
1874

# AVANT-PROPOS

## DE L'ANÉMIE ET DE L'ISCHÉMIE CÉRÉBRALES

La plupart des auteurs ne s'entendant pas sur la signification exacte du mot ischémie, confondent dans leurs écrits l'anémie et l'ischémie du cerveau.

Comme mon illustre maître, M. le professeur Broca, j'appellerai *ischémie cérébrale*, l'anémie localisée dans certains départements vasculaires du cerveau, quelle que soit sa cause. La dégénérescence des parois artérielles, l'oblitération totale ou partielle du calibre du vaisseau par un caillot la produisent presque toujours.

L'anémie cérébrale, au contraire, se voit à la suite de l'insuffisance du sang dans l'organisme entier, et c'est là le cas le plus fréquent; après la ligature de la carotide primitive ou un spasme des artérioles de l'encéphale, on l'observe de même.

L'ingestion d'une forte dose de café produit souvent ce spasme et l'anémie qui s'y rattache n'est que passagère.

On voit que dans ces derniers cas la structure des artères n'est pas altérée.

Nous pouvons donc dire dès maintenant que l'anémie cérébrale est toujours accompagnée de l'intégrité des parois artérielles, tandis que l'ischémie marche de pair avec une lésion de ces parois ou une obturation mécanique de la lumière du vaisseau.

Les auteurs, qui ont étudié l'ischémie au même endroit que l'anémie, ont confondu, dans une même description, la pathogénie, les symptômes et le diagnostic de ces deux affections.

Pour mettre en évidence les différences qu'elles présentent, j'étudierai l'anémie et l'ischémie cérébrales dans des chapitres spéciaux et je tâcherai de faire nettement ressorti les caractères particuliers de l'une et de l'autre.

Une conséquence importante de cette distinction, c'est l'influence qu'elle exerce sur le pronostic : Les phénomènes de l'anémie sont, à de très-rares exceptions près, de beaucoup les moins graves ; les phénomènes de l'ischémie, au contraire, ne présentent nullement ce cachet de bénignité.

L'ischémie complète produit fatalement le ramollissement. Devant elle, le médecin demeure impuissant.

L'ischémie incomplète est grave sans aucun doute, plus grave de beaucoup que l'anémie, mais on peut encore la traiter avec avantage.

Le diagnostic de l'anémie et de l'ischémie n'est donc point important uniquement au point de vue du pronostic, il l'est encore au point de vue du traitement.

Nous diviserons notre travail en six chapitres. Le premier contiendra la description détaillée de la circulation cérébrale. Dans les deux suivants, nous tracerons l'histoire de l'anémie cérébrale, en nous attachant surtout à ses deux causes principales :

1° L'appauvrissement du sang dans tout l'organisme ;
2° La ligature de la carotide primitive.

Les trois derniers chapitres seront consacrés à l'étude de l'ischémie.

Dans le premier, nous verrons l'ischémie par embolie. Dans le second, l'ischémie par thrombose, et enfin dans le troisième, l'ischémie par simple athérome.

Nous espérons que notre savant maître, M. le professeur Broca, voudra bien nous permettre de lui offrir ici l'hommage de notre reconnaissance, et agréer nos remerciements sincères pour la bienveillance qu'il nous a constamment montrée pendant le cours de nos études. Nous remercions également MM. les docteurs Ollivier et Lépine pour les conseils qu'ils nous ont donnés dans la rédaction de cette thèse.

# CHAPITRE PREMIER.

QUELQUES CONSIDÉRATIONS GÉNÉRALES SUR LA CIRCULATION
ARTÉRIELLE DU CERVEAU.

## § I.

*A* — Avant d'entrer dans l'étude de l'anémie et de
l'ischémie cérébrales, nous croyons nécessaire de faire très-
rapidement la physiologie de la circulation artérielle du
cerveau.

Son importance n'échappera à personne, si l'on se rap-
pelle que de l'état régulier de l'apport du sang rouge dans
la substance cérébrale, dépend le fonctionnement de cet
organe.

Et lorsque nous aurons vu comment les choses se passent à l'état physiologique, il nous sera plus facile de donner une interprétation rationnelle des phénomènes que l'on
observe lorsque la circulation cérébrale est plus ou moins
entravée. Ici, plus que dans les autres parties de l'organisme, la moindre atteinte apportée dans l'exécution régulière
de la circulation artérielle, retentit sur toute l'économie
par des manifestations qui forment la symptomatologie entière
de l'anémie et de l'ischémie cérébrales.

L'encéphale reçoit ses vaisseaux de quatre troncs principaux, provenant, les deux antérieurs, des carotides primitives, ce sont les carotides internes, les deux postérieurs, des sous-clavières, ce sont les vertébrales.

On doit remarquer au sujet de ces vaisseaux : 1° leur calibre considérable, en rapport avec le volume du cerveau ; 2° leur situation profonde avant leur entrée dans le crâne ; 3° leurs courbures multiples au moment où ils pénètrent dans la cavité crânienne, courbures qui ont évidemment pour effet de ralentir le cours du sang ; 4° l'absence des rameaux collatéraux volumineux ; il n'y a d'exception que pour l'opthalmique, branche de la carotide interne qui est très-volumineuse. Cette disposition relie la circulation de l'œil à celle du cerveau ; 5° les anastomoses de ces vaisseaux à la base du crâne, savoir : anastomose des artères vertébrales entr'elles, ou plutôt fusion de ces artères pour former le tronc basilaire ; anastomose des carotides internes par la communicante antérieure, qui unit entr'elles les cérébrales antérieures ; anastomose des carotides internes avec les vertébrales, par la communicante de Willis.

De ce polygône, comme d'un centre, partent toutes les artères du cerveau, savoir : de l'angle antérieur, les cérébrales antérieures ; de l'angle postérieur, le tronc basilaire ; des angles latéraux et antérieurs, les cérébrales moyennes ; des angles latéraux et postérieurs, les cérébrales postérieures.

De ces larges communications anatomiques, il résulte qu'un seul des quatre troncs artériels pourrait suffire pendant un certain temps à la circulation cérébrale en l'absence des trois autres, mais cependant un tel état ne peut se prolonger sans nuire à la nutrition du cerveau. La situation de l'hexagone artériel entre les os de la base du crâne et le cerveau offre un grand intérêt physiologique, c'est à elle qu'est dû le soulèvement de ce dernier organe.

Les artères de toute la masse encéphalique partent donc de la même source.

Voyons maintenant comment elles se distribuent dans chacune des parties de cette masse.

Les artères du cerveau passent sur le bord libre d'une ou de plusieurs circonvolutions, s'enfoncent dans les anfractuosités, se réfléchissent d'une paroi de chaque anfractuosité sur l'autre, y laissent un grand nombre de vaisseaux extrêmement tenus, sortent d'une anfractuosité pour reparaître sur les circonvolutions voisines, et ainsi de suite, jusqu'à leur entier épuisement. Les artères principales du cervelet parcourent la surface de cet organe et n'envoient que de très-petits rameaux dans ses anfractuosités.

Je ne terminerai pas ces généralités anatomiques sans signaler un rapport important qu'affectent les carotides avec la glande thyroïde. Cette glande est située entre la carotide droite et la carotide gauche. Nous verrons plus loin le rôle qu'on a fait jouer à cette glande, dans la circulation cérébrale. Je ferai la même remarque à propos de la « pie-mère » dont les artérioles donnent naissance à des ramuscules qui pénètrent perpendiculairement dans la portion corticale des circonvolutions, y cheminent quelque temps de la périphérie vers le centre avant de donner naissance à des branches collatérales. Ces dernières se résolvent en un réseau de capillaires à mailles six à sept fois plus étroites que celles que l'on trouve dans le centre blanc, à la réunion de l'écorce de la substance blanche. Ce réseau s'anastomose avec des branches venant de l'intérieur même du cerveau et des artères ventriculaires.

Cette disposition est surtout remarquable dans la corne d'Ammon et le corps godronné.

Le réseau vasculaire sanguin est infiniment plus fin et plus serré dans la couche corticale, que dans la couche blanche des hémisphères (1), de telle façon que la circulation est beaucoup plus active dans la première que dans la seconde. La vitalité est aussi notablement plus grande ; cette couche sera presque toujours la première altérée.

M. Duret (2), dans ces derniers temps a fait un très-remarquable travail sur les artères du bulbe rachidien. Elles viennent toutes de la vertébrale. M. Duret les divise en trois classes : 1° les latérales sont destinées principalement aux racines nerveuses ; 2° les médianes vont se rendre au plancher du quatrième ventricule ; 3° celles qui restent vont se rendre aux autres parties du bulbe (olive, corps restiforme, pyramides) ; *voir pour plus de détails anatomiques le mémoire cité.*

La conclusion tirée par l'auteur peut s'appliquer aux

---

1. *Dictionnaire des Sciences,* art. Cerveau.
2. Duret, interne des hôpitaux. *Archives de Physiol.,* 1873, n° 2.

embolies et aux thromboses du tronc basilaire : 1° lorsqu'un caillot siége dans l'une des artères vertébrales, il
interrompt la circulation dans l'artère spinale antérieure et
par conséquent dans les artères médianes qui en partent,
c'est-à-dire dans les artères nourricières des noyaux d'origine du spinal, de l'hypoglosse, et du facial inférieur ; il
donnera donc lieu à une paralysie labio-glosso-laryngée à
début brusque.

2° Lorsque le caillot occupe la partie inférieure du tronc
basilaire, il anémie les artères sous-protubérantielles,
artères des noyaux du pneumo-gastrique et produit ainsi
une mort rapide.

3° Enfin, si un embolus franchit le tronc basilaire,
plus large qu'une vertébrale, s'arrête à sa partie supérieure ; comme c'est de ce point que partent principalement les artères des noyaux du moteur oculaire commun,
du moteur oculaire externe et du facial supérieur, il déter-
minera des troubles oculaires, strabisme à début rapide,
chute de la paupière supérieure, paralysie de la partie la
plus élevée de la face.

M. Duret a en outre publié tout dernièrement dans le
*Progrès médical* (1), un travail sur la circulation du corps
strié ; nous voyons dans cette étude que les artères du
corps strié ont pour source principale l'artère sylvienne ;
souvent deux petites branches supplémentaires viennent
du premier centimètre de la cérébrale antérieure ; enfin

---

1. Duret. *Progrès médical*, n. 22, du 8 nov. 1873.

le noyau intra-ventriculaire du corps strié reçoit assez fréquemment quelques branches des artères des plexus choroïdes.

Le même auteur vient de nous démontrer que les artères du corps strié n'ont aucune anastomose avec les artères voisines; il observe en outre : 1° que si on lie l'artère-sylvienne à deux centimètres de son origine, c'est-à-dire après qu'elle a fourni les artères du corps strié, et si on pousse une injection très-pénétrante ( gélatine et carmin ) par le bout resté libre, le corps strié seul s'injecte; 2° Si on rapproche la canule de la ligature de manière à ce que les injections pénètrent seulement dans le groupe d'artérioles externes, les parties externes du corps strié sont seules envahies par l'injection.

Ces artères du corps strié ont été divisées par M. Duret en externes et en internes; les premières sont beaucoup plus volumineuses, et il y en a une parmi ces dernières qui longe, dans une certaine longueur, la base du noyau ventriculaire sur la limite de la capsule externe pour se porter en avant et en dedans vers la couche externe du noyau intra-ventriculaire, où elle se divise en quatre ou cinq branches terminales. C'est cette artère qui serait, selon M. Duret, le siége de prédilection des hémorrhagies du corps strié.

La tunique moyenne des artères du cerveau, la seule du reste qui joue un rôle actif dans la circulation de cet organe, est formée des deux éléments essentiels : le tissu élastique, et le tissu musculaire. Chacun de ces éléments prédomine dans un endroit spécial ; tandis que dans les gros vaisseaux qui partent du cœur, aorte, carotides etc., on trouve le tissu élastique en grande abondance dans cette tunique ; le tissu musculaire, au contraire, forme en grande partie les vaisseaux capillaires de l'encéphale.

Ces notions anatomiques ont une importance considérable dans la circulation cérébrale, et nous en verrons bientôt l'application. Outre cette disposition qui leur est commune avec beaucoup d'autres artères de l'économie, les artérioles encéphaliques présentent une particularité que l'on ne rencontre nulle part ailleurs.

On sait, en effet, depuis les travaux de M. le professeur Ch. Robin, que ces artérioles sont entourées d'une gaîne qui leur est propre, et qu'un intervalle sépare cette gaîne de la paroi vasculaire.

M. Lépine (1) le premier, a démontré l'existence dans les canaux péri-vasculaires (surtout dans les plus larges que l'on observe facilement dans le corps strié) d'un tissu conjonctif plus ou moins abondant (fibres et cellules plates de tissu conjonctif avec des noyaux), qui occupe en partie l'espace que l'on croyait autrefois libre.

Dans certaines affections, dans la méningite tuberculeuse en particulier, il se fait une prolifération véritable de ces éléments. C'est ainsi que l'on peut expliquer certaines paralysies à forme hémiplégique qui accompagnent parfois ces méningites (2).

---

1. Lepine. *Comptes-rendus de la Société de Biol.* 1867.
2. Rendu. *Thèse de Paris,* 1873.

La prolifération des éléments que nous venons de mentionner produirait la compression des artères correspondantes, d'où ischémie d'abord et nécrobiose cérébrale ensuite.

Comme nous l'avons déjà fait pressentir, la périphérie de l'encéphale reçoit du sang de la pie-mère. Les gaînes des vaisseaux de cette membrane, se gonflent, s'épaississent dans la Méningite, et finissent par déterminer une stase veineuse. Cette stase peut nous expliquer la formation du liquide, que l'on trouve assez souvent sous l'arachnoïde et jusque dans les ventricules.

Un grand nombre d'auteurs, parmi lesquels je citerai Clutterbuck (1), ont nié tout changement dans la circulation intra-crânienne ; cette théorie, on le comprend, manque de fondement, et, l'on sait aujourd'hui, depuis les recherches de Magendie (2), celles de M. le professeur Richet (3), que le liquide céphalo-rachidien, joue un grand rôle dans la circulation de l'encéphale ; cet organe est soumis à des mouvements d'expansion de retrait qui correspondent aux contractions du cœur, et au mouvement respiratoire, c'est-à-dire que lorsque le sang afflue vers l'encéphale, le liquide céphalo-rachidien descend vers le canal vertébral, pour laisser la place libre aux vaisseaux artériels devenus turgescents. Le cerveau échappe ainsi à la compression que

---

1. Ehrmann. *Thèse de Strasbourg*, 1858.

2. *Recherches physiologiques et chimiques sur le liquide céphalo-rachidien*, Paris, 1842, p. 40.

3. Richet. *Anat. Médico-chirurg*. 3ᵉ édit. 1866.

produirait nécessairement l'augmentation du liquide sanguin.

Le liquide céphalo-rachidien remplit l'office de régula-
teur et assure le cours régulier des fonctions du cerveau.

Le liquide des gaînes qui entourent les vaisseaux intra-
cérébraux joue vis-à-vis de la substance nerveuse voisine
exactement le même rôle que joue le liquide céphalo-rachidien vis-à-vis de l'encéphale entier ; c'est-à-dire que lorsque
les petits vaisseaux intra-cérébraux, en se contractant, augmentent la capacité de l'espace périvasculaire, une certaine
quantité de liquide passe des réservoirs de la pie-mère dans
ces gaînes ; quand ces vaisseaux se dilatent, l'effet inverse
se produit, le liquide retourne dans les réservoirs de la pie-
mère.

De cette manière la substance nerveuse qui entoure les
vaisseaux n'est pas modifiée mécaniquement par les variations de volume de ces vaisseaux, puisqu'elle en est séparée par une gaîne dont la capacité est toujours en raison
inverse de la leur.

## § II.

*B* — Mais par quel mécanisme se fait la circulation cérébrale, si l'on considère le cœur comme la cause principale
de l'impulsion du liquide sanguin ? C'est ici que la question
commence à devenir vraiment digne d'intérêt.

Il nous faut donc jeter un coup-d'œil rapide sur l'action
du cœur et des artères, avant d'arriver aux phénomènes
particuliers à la circulation intra-crânienne.

Il est incontestable que les mouvements du cœur sont sous la dépendance du système nerveux. C'est la moëlle qui paraît être le centre de ces mouvements, et l'on sait qu'une commotion cérébro-spinale, les lésions de la moëlle allongée, peuvent les ralentir ou les accélérer.

Un grand nombre d'impressions périphériques peuvent ainsi accélérer ou ralentir ce mouvement par action réflexe.

La moëlle et le bulbe donnent au cœur des nerfs, les uns (ceux qui viennent du grand sympathique) ont pour effet d'accélérer ses battements, les autres (les pneumogastriques) de les ralentir ; ces derniers sont les nerfs d'arrêt du cœur (Weber et Budge).

Dans l'innervation des vaisseaux, on rencontre des faits semblables.

C'est par le nerf de Cyon que la moëlle agirait sur le cœur. Elle provoque par action réflexe, une dilatation des voies de la circulation périphérique et par conséquent permet au cœur de diminuer l'énergie et le nombre de ses efforts.

Legallois indiqua le premier l'influence de la moëlle épinière sur les battements du cœur. Mais ce fut surtout Von Bezold qui établit dès l'année 1863, par des nombreuses expériences que la section de la moëlle entre l'occipital et l'atlas produit un abaissement très-considérable de la pression du sang dans les grosses artères, en même temps qu'un ralentissement des battements de cœur. Il prouva en outre que l'excitation de la moëlle au-dessous de la section

rétablit et la pression du sang, et l'accélération des battements.

La moëlle agirait donc sur le cœur pour modifier et la
force et le nombre de ses battements. Mais Ludwig et
Thiry, ayant observé que la moëlle, séparée du cerveau,
exerce toujours son action sur la pression du sang, lors
même qu'on a détruit tous les nerfs qui relient le cœur à la
moëlle, en conclurent que l'action de la moëlle ne porte
nullement sur le cœur lui-même, mais bien sur le système
circulatoire périphérique ; et en effet de nouvelles recherches de Ludwig et de Cyon, firent voir que cette action sur
le système circulatoire périphérique s'exerce surtout sur la
circulation viscérale de l'abdomen et s'y transmet par l'intermédiaire des nerfs splanchniques : lorsqu'on divise ces
nerfs, on obtient des effets semblables à ceux qui résultent de la section de la moëlle entre l'occipital et l'atlas.

On sait du reste qu'après la paracenthèse ou l'ablation
d'une tumeur abdominale, le vide qui se produit facilite
l'afflux du sang dans l'abdomen. Il en résulte une diminution de pression dans le reste du système circulatoire, le
cœur n'a plus la force nécessaire pour pousser le sang
en quantité suffisante jusqu'au cerveau, on voit alors appa-
raître l'anémie cérébrale.

La nature de notre sujet ne nous permet pas de nous
étendre plus longtemps sur le mécanisme de la circulation
générale, et nous devons nous limiter à l'étude de la circulation cérébrale.

Le cœur est, comme on vient de le voir, l'agent princiipal de l'impulsion du sang. Cette impulsion se fait par jets réguliers, mais intermittents, comme les contractions cardiaques. Les artères changent ce jet intermittent en jet continu. Celles du cerveau agissent comme celles du reste de l'économie, mais ici leur action présente une importance exceptionnelle (1).

Dans quelle condition doit donc se trouver le cœur pour que ses fonctions s'exécutent régulièrement ? il faut de toute nécessité que le sang présente sa tension normale, que le cœur ne batte ni trop vîte, ni trop lentement.

Dans le premier cas le sang arrivant au cerveau avec une trop grande vitesse, il pourra survenir des ruptures des vaisseaux si leurs parois ont été antérieurement altérées par l'athérome ; si au contraire la tension cardiaque est plus faible qu'à l'état normal, le sang n'arrivera au cerveau qu'en quantité insuffisante, on aura donc affaire à l'anémie cérébrale et à tous ses phénomènes.

D'autre part il faut que les artères qui partent du cœur ne soient pas malades, car si elles le sont, le cœur ne pourra pas lutter efficacement contre l'action de la pesanteur, il se produira une hypertrophie du ventricule gauche.

Mais les artères jouent un rôle assez considérable dans la circulation cérébrale, pour que nous insistions un peu plus longuement, sur leur physiologie.

Ces vaisseaux ont une triple fonction :

1° Elles suppriment l'intermittence qui existe dans l'ac-

---

1. Marey. *Phys. de la circulation du sang.* Paris.

tion du cœur et apportent au cerveau un courant sanguin continu et régulier ; 2° elles reçoivent le sang que le cœur leur envoie, en réclamant de la part des ventricules la moindre dépense de force possible ; 3° elles distribuent au cerveau une quantité de sang plus ou moins grande à différents moments.

Ces effets sont accomplis par l'élasticité et la contractilité des artères ; et chacune de ces deux propriétés des vaisseaux, élasticité, et contractilité remplissent des fonctions particulières. Aussi l'élasticité des artères change-t-elle le mouvement intermittent communiqué par le cœur, en un mouvement continu et uniforme. En outre cette même élasticité facilite l'action du cœur en diminuant les résistances que celui-ci rencontre.

Par suite de la structure que nous avons déjà vue, les gros troncs vasculaires sont doués des propriétés élastiques à un plus haut degré que les autres. Ces propriétés diminuent au fur et à mesure qu'on s'éloigne du cœur, si bien que dans les vaisseaux de l'encéphale, elle est à peine sensible. Le tissu élastique est alors remplacé par un autre élément, le tissu musculaire, contractile. C'est ainsi que la circulation cérébrale est assurée et que le sang arrive régulièrement dans ces vaisseaux. Cependant la contractilité des artères leur permet de distribuer aux organes des quantités de sang différentes, à des moments différents ; aussi, lorsque leur contraction est faible, le sang n'arrive pas en quantité suffisante au cerveau, et on a de l'anémie ; si, au contraire, la contraction de ces mêmes vaisseaux est exagérée on a de l'ischémie : le liquide sanguin ne pouvant alors pénétrer que difficilement dans les vaisseaux du cerveau ; nous reviendrons du reste sur la contractilité des vaisseaux artériels.

## § III.

*C.* — Nous venons de voir que les artères carotides ont pour fonction de porter le sang du cœur au cerveau, où ce liquide va subir des modifications comme nous allons le voir bientôt.

Mais pour cela il faut que le cœur exécute ses mouvements d'impulsion avec toute la force dont il est susceptible, et que, d'autre part, le cerveau reçoive le sang artériel avec continuité. Il faut en outre que le sang lui arrive en quantité variable à divers moments.

L'élasticité et la contractilité atteignent encore ce but, comme le dit M. Marey (1).

Le rôle des artères qui vont au cerveau peut donc se résumer à ces trois actes principaux :

1° Apporter au cerveau un courant sanguin presque uniforme, c'est-à-dire supprimer l'intermittence du mouvement donné par le cœur ; c'est là un effet de l'élasticité des artères.

2° Recevoir le plus facilement possible le sang que le cœur envoie, et par conséquent nécessiter de la part de

---

1. *Phys. de la circulation du sang.*

cet organe la moindre dépense de force possible. Cet effet est encore obtenu par l'élasticité des artères (Marey).

3° Distribuer au cerveau des quantités de sang différent à certains moments.

Ces variations locales de la circulation ne peuvent évidemment dépendre de l'action plus ou moins énergique du cœur, celui-ci accélérerait ou ralentirait le mouvement dans tout le système artériel à la fois. Elles ne peuvent tenir qu'à une cause locale siégeant dans l'organe où la circulation s'accélère ou se ralentit. Elles sont dues à la propriété qu'ont les vaisseaux de devenir plus ou moins étroits, grâce à la contractilité de leurs parois.

Lorsqu'on examine sous le champ du microscope la membrane interdigitale des grenouilles, le mésentère des souris etc., on voit que les globules sanguins se meuvent uniformément, et on n'observe pas l'impulsion saccadée que le sang avait reçue du cœur, par conséquent l'afflux intermittent du sang qui part du cœur, devient dans les capillaires un courant continu et régulier (1).

Ces phénomènes ont été mis hors de doute par les expériences de M. Marey.

L'élasticité des artères permet aux vaisseaux de recevoir plus facilement le sang que leur envoie le cœur. En d'autres termes, le cœur éprouve moins de peine à se vider dans les artères lorsqu'elles sont élastiques, que lorsqu'elles ont perdu cette propriété.

---

1, Marey. *Loc. cit.*

De ces faits physiologiques, il résulte des conclusions applicables à la pathologie cérébrale, ainsi, dans la vieillesse, où l'élasticité des artères se perd, le cœur éprouve une plus forte résistance, et ses contractions deviennent plus difficiles, d'où cette conséquence que le sang arrive difficilement dans les artères du cerveau, aussi voit-on fréquemment des accidents dûs à cette cause chez les vieillards.

La contractilité des vaisseaux artériels avait été entrevue par les médecins des derniers siècles, mais la plupart d'entr'eux l'avaient mal comprise dans ses effets physiologiques et n'en avaient pas démontré l'existence.

La première démonstration est due à J. Hunter. (Traité du sang et de l'inflam. trad. de Richelot. chap. II).

Hunter a en outre démontré que la contractilité est plus grande dans les capillaires les plus éloignés du cœur, où, comme nous l'avons vu, l'élément musculaire est le plus abondant.

Si l'on veut bien comprendre comment les variations de la contractilité des artères agissent pour augmenter ou diminuer le calibre des vaisseaux, et par conséquent la rapidité du courant sanguin qui le traverse. « Il faut, dit
« M. Marey (1) admettre avec Hunter et Henle (Henle
« encycl. anat. Anat. Gén. t. II. p. 54), que dans l'état
« normal la vitesse du sang est d'autant plus grande que
« la résistance est moindre, et que dans cet état normal
« les vaisseaux sont contractés avec une certaine énergie,

---

1. **Marey.** *Loc. cit.*

« ce qui leur assigne un calibre déterminé (un diamètre
« moyen) » ; si la contractilité diminue, les vaisseaux cédant
à la pression intérieure du sang, se laissent dilater à des
degrés variables, suivant que leur force contractile est plus
ou moins diminuée. Si la force contractile est supprimée
complétement, les vaisseaux n'auront d'autre limite à leur
distension que celle que leur assigne la force élastique de
leurs parois. Si la contraction des artères cérébrales est au
contraire plus grande qu'à l'état normal, leur calibre dimi-
nuera et deviendra inférieur au diamètre moyen, car la
pression intérieure du sang ne suffira plus pour lutter contre la force du retrait du système vasculaire, ces vaisseaux
devenus plus étroits se laisseront traverser plus difficilement par le courant qui va des artères aux veines.

La tendance qu'ont les artères à revenir sur elles-mêmes
va en augmentant à partir du moment de l'impulsion du
sang, cette tendance est une conséquence de la tension
artérielle, qui pousse le liquide sanguin vers les capillaires,
avec plus d'énergie qu'au début.

La tension artérielle n'est en définitive, que la force
déployée par le cœur, force mise en réserve dans l'aorte et
les grosses artères, puis régularisée par l'élasticité de ces
vaisseaux, mais celte force devient à son tour cause du
mouvement du sang dans les artères.

Avant d'aller plus loin je parlerai un peu plus que je ne
l'ai fait jusqu'ici des expériences de M. Cl. Bernard,
sur le grand sympathique, cet expérimentateur illustre a
démontré d'une façon certaine, la grande influence du grand

sympathique sur la circulation capillaire, et surtout sur la circulation capillaire intra-crânienne, cela se déduit de ce fait que la température s'élève dans le crâne, du côté du cou où la section a été faite.

Ces nerfs sont des vaso-moteurs qui peuvent transformer la contraction vasculaire en ischémie cérébrale, par le résultat de certaines excitations périphériques.

Brown-Séquard pense même que, par leur intermédiaire, les différentes parties du cerveau, ou de l'encéphale réagissent les unes sur les autres.

Cependant il ne faut pas oublier que l'action des vaso-moteurs n'est qu'une condition qui règle la distribution du sang dans le cerveau, et que, celle-ci ne cessant jamais d'être sous l'influence impulsive du cœur, l'énergie variable de cet organe a sa part dans les phénomènes d'anémie, ou d'ischémie cérébrales (1).

Enfin la circulation cérébrale est modifiée par un organe glandulaire, la glande thyroïde qui est située, comme nous l'avons déjà dit, sur le trajet des carotides, cette glande est un modérateur de la circulation cérébrale.

Magnien (examinateur médical, 1842) considère cette glande comme destinée à retarder le cours du sang dans les carotides par sa tuméfaction, en comprimant ces vaisseaux contre la colonne vertébrale.

Schrœder Van der Kolk, donne l'interprétation suivante sur l'action de la thyroïde, sur la circulation cérébrale :

---

1. *Dict. des Sc.*, art. Cerveau. Potain.

La thyroïde organe très-vasculaire, recevant le sang qui
le pénètre de branches assez volumineuses, dont l'une
prend son origine tout près de la vertébrale et l'autre au
point même où la carotide interne se sépare de la carotide
externe, forme une sorte de déversoir qui ne peut laisser
affluer par ses capillaires une quantité de sang plus grande
que de coutume, sans diminuer d'autant la quantité de
celui qui se rend au cerveau et par suite, sans abaisser notablement la pression dans les'artères cérébrales. En outre,
la facilité avec laquelle le sang afflue dans les vaisseaux
thyroïdiens, sous l'influence des mouvements rapides d'abaissement et d'élévation de la tête, contribue à préserver le cerveau d'un trop brusque changement de pression sanguine.

Lorsque la glande thyroïde est indurée, elle n'est plus
capable d'admettre l'excès d'afflux sanguin. Aussi observe-
t-on que la thyroïde est petite, dure et atrophiée, chez les
sujets atteints de méningite ou de manie chronique.

## § IV.

*D.* — La régularité de la circulation sanguine est d'une
importance capitale pour la nutrition et le fonctionnement
régulier des différentes parties du cerveau ; ce n'est pas
qu'une circulation régulière soit indifférente aux autres
organes. Mais tandis que dans la plupart d'entre eux toutes
les parties, fonctionnant d'une façon identique et à peu près
indépendante, peuvent se suppléer mutuellement, en sorte
qu'une portion assez étendue de quelque glande que ce soit

peut cesser d'agir sans que la fonction se trouve sensiblement compromise ; dans le cerveau l'action de chaque partie se spécialise davantage, les réactions mutuelles sont
beaucoup plus vives et la délicatesse du tissu telle, qu'il
suffit d'une stase un peu prolongée pour en altérer bientôt les éléments (1).

Il importe donc de considérer que le sang incessamment
amené par la circulation au moyen des vaisseaux que nous
venons d'étudier, dans l'intimité du tissu cérébral, y remplit un double rôle.

Dans son plasma il apporte les matériaux de la nutrition
et emporte ses déchets ; par ses globules, il amène au con-
tact des éléments, l'oxygène nécessaire à leur activité, il
entretient en un mot la respiration de l'organe.

Toute entrave apportée à l'une des parties de ce double
rôle, devient une cause de perturbation pour la fonction, ou
d'altération pour l'organe. La perturbation est immédiate
quand c'est la fonction respiratoire qui est entravée, car
l'activité des éléments diminue dès que l'oxygénation est
insuffisante, et elle se suspend absolument si cette oxygénation fait complètement défaut. Cette loi est due à M. Brown-
Séquard.

La proportion de sang que contient le système veineux
encéphalique pouvant varier beaucoup, comme l'a déjà
observé Abercombie, celle qui se trouve dans les capillaires
cérébraux, varie nécessairement dans un rapport inverse,

---

1. Potain. *Loc. cit.*

en sorte que toute stase veineuse très-caractéristique et générale entraîne, comme conséquence nécessaire, l'affaisse-
ment et la vacuité anémique des capillaires. De plus il
peut se faire que certaines parties de l'encéphale s'hypé-
rémient, pendant que d'autres s'anémient (1). Et sans aller
plus loin l'indépendance de la circulation des lobes cérébraux, relativement aux autres parties de l'encéphale, est
rendue bien vraisemblable par la différence d'origine de leurs
vaisseaux artériels ; différence qui annihile très-incomplè-
tement les communications parfois peu développées du cercle de Willis.

Mais c'est la rapidité du passage du sang à travers le
réseau capillaire qui importe surtout à l'entretien des fonctions cérébrales.

La quantité de sang que contient la cavité crânienne n'a
d'importance qu'en tant qu'elle peut être favorable, ou
défavorable au mouvement circulatoire.

Mais le degré de pression que le sang exerce sur les éléments du tissu nerveux a-t-il par lui-même, quelque influence sur le fonctionnement du cerveau ? Cela, dit
M. Potain, paraît au moins douteux, quoique on parle
souvent de la pression comme chose d'une grande
importance.

Ce que l'on sait mieux, c'est que toute pression exercée
à la surface des lobes cérébraux, capable de rétrécir la
place qui est dévolue à ces vaisseaux, produit le coma, la

_______________

1. Potain. *Loc. cit.*

somnolence si la compression est toutefois prompte.

Les variations de l'activité circulatoire ont pour premier effet d'augmenter, ou de diminuer la quantité de sang rouge qui traverse le tissu cérébral. Les modifications dans la composition du sang peuvent produire un tout semblable.

Très-appauvri en globules, le sang n'apporte plus avec eux au cerveau qu'une quantité d'oxygène insuffisante pour l'entretien de sa vitabilité. Dans ce cas le cerveau, n'étant pas suffisamment nourri, il en résulte une faiblesse de la mémoire, etc.

Au contraire, si le sang est trop chargé d'hématies, il circule difficilement dans les capillaires. D'où état pléthorique, paresse, etc.

C'est en raison des qualités du sang et des altérations qui en résultent dans la substance nerveuse, que l'inanition produit tant de troubles cérébraux (1).

Aussi les Anatomo-pathologistes ont-ils, de tout temps, remarqué combien sont graves pour le cerveau les moindres altérations de son système vasculaire, tandis qu'Abercombie et Marshall-Hall montraient que nombres d'accidents cérébraux sont attribuables à l'anémie cérébrale, Rostan, M. Bouillaud signalaient la part considérable qui revient à l'état athéromateux des vaisseaux dans la pathogénie des hémorrhagies et du ramollissement.

Depuis, les études qui ont été entreprises sur ce sujet

---

1. Potain. *Loc. cit.*

n'ont fait que prouver qu'il est absolument indispensable que la circulation du cerveau soit intacte pour l'accomplissement régulier de ses fonctions.

Des dilatations capillaires persistantes et circonscrites dans des points très-limités produisent ces anévrysmes miliaires dont Pestallozzi et Kolliker ont signalé la fréquence, sur le cerveau des vieillards et des gens prédisposés à l'hémorrhagie cérébrale. Multipliées et rapprochées, ces dilatations donnent souvent lieu à l'hémorrhagie capillaire.

Sur le trajet des artérioles, surtout de celles qui pénètrent dans les circonvolutions, on rencontre assez souvent, comme l'ont montré MM. Charcot et Bouchard, des dilatations analogues, mais beaucoup plus considérables, de petits anévrysmes véritables.

Leur rupture paraît être fréquemment l'origine des hémorrhagies graves qui déchirent le parenchyme du cerveau.

M. Charcot en attribue l'origine à une peri-artérite qui diminuerait dans certains points la résistance de la paroi vasculaire. Church, qui en a rencontré plusieurs fois chez des individus peu avancés en âge, et même au-dessous de vingt ans, pense qu'elles doivent avoir dans ce cas, pour point de départ, une oblitération ambolique ( on formation of anneurisms and a specially intracranial in Early Life ; In Saint-Barthol. Hosp. Rep. VI. p. 99), mais cette opinion, dit M. Potain ( Dict. de sc. art. cerveau ) est encore à vérifier.

La stase habituelle, celle surtout qu'on rencontre chez les vieillards, a pour conséquence anatomique appréciable,

outre la dilatation persistante des petits vaisseaux, l'issue
des globules sanguins, soit dans la gaîne lymphatique, soit
dans la substance nerveuse elle-même, leur transformation
ultérieure en matière pigmentaire, puis plus tard, l'affais-
sement des vaisseaux qui finissent par ne plus laisser d'autres traces reconnaissables que de longues traînées de pig-
ment. Enfin, en terminant ces considérations sur la circulation cérébrale, je dirai, que de même que pendant la
digestion la muqueuse gastrique est turgide et d'une coloration rougeâtre, et qu'elle est, au contraire, pâle pendant le
repos de cet acte, le cerveau se trouve juste dans la
même situation ; aussi, lorsqu'il fonctionne, la circulation
intra-crânienne est bien plus active, que lorsque cet organe
ne fonctionne pas; le sommeil, comme on va le voir bientôt,
n'est qu'une anémie cérébrale.

# CHAPITRE II.

ANÉMIE CÉRÉBRALE SANS ALTÉRATION DES VAISSEAUX
ARTÉRIELS.

## § I<sup>er</sup>. — *Anémie cérébrale proprement dite.*

*A* — Ce n'est que depuis quelque temps seulement
qu'on sait combien est grand le nombre des accidents cérébraux qui ont pour cause première l'anémie cérébrale.

Cependant les médecins de l'antiquité, et Hippocrate
même, témoignent en divers endroits (1), qu'ils n'ignoraient
pas que le sang est l'agent indispensable pour l'accomplissement des fonctions du cerveau.

Mais la circulation sanguine était très-mal connue, on
n'avait point de notions exactes sur l'anémie cérébrale. On
ne connaissait pas suffisamment la nécessité du sang artériel pour les fonctions de l'encéphale.

Boerhave (2) fut un des premiers qui soupçonnèrent le

---

1. *Des Maladies*, liv. I, 530. Des vents, p. 14.
2. *Prælectiones academicæ de morbis nervorum.* Ludg. 1761,
p. 151.

rôle que peut jouer l'anémie, dans la pathogénie si com-
plexe des accidents cérébraux, il s'exprime à ce sujet dans
les termes suivants : « Lorsque le sang rouge vient à faire
» défaut dans les artères de la base du crâne, il peut résulter
» toute une série des accidents cérébraux, depuis le ver-
» tige jusqu'à l'apoplexie. » Van Swieten (1) se prononce
même plus catégoriquement, car il signale, après Bonnet
toutefois (2) le déplacement et le transport par le torrent
circulatoire des caillots formés primitivement dans le cœur
et l'oblitération des artères cérébrales par ces caillots, qu'on
appelle aujourd'hui embolus, et les accidents cérébraux qui
en sont la conséquence (3).

Schwenke dans son hémathologie (4) aurait même observé dix cas où, à la suite d'hémorrhagies graves, qui
avaient déterminé une grande vacuité sanguine, sont survenus des accidents tels que le délire, la syncope, etc.

C'était donc bien là une anémie cérébrale par perte du
liquide nourricier. Cette anémie influa sur la substance encéphalique.

Les expériences de Piorry surtout (5) sont venues démontrer pour la première fois à quels accidents cérébraux
donnaient lieu les moindres changements dans la circulation

---

1. Sepulchret, *tib. sect.* II, p. 78, gen. 1679.

2. Potain. *Dict. des sc.*, art. Cerveau.

3. *Comm. in Heim. Bœrh. Aphor.*, t. III, § 1010, in-4°, Paris,
1754, p. 259.

4. *Hémathologie*, Hag., in-8, 1743, p. 93.

5. *Dict. des sc. méd.* art. Cerveau, p. 507.

encéphalique. Ces expériences firent comprendre comment chez les individus affaiblis, il suffit d'un léger déplacement de la tête pour produire de semblables accidents (1).

Les résultats obtenus par M. Piorry furent bientôt confirmés par les travaux de Marshall-Hall (2) en établissant de nouveau que la syncope est l'effet de la soustraction subite de sang allant au cerveau, et que chez un sujet anémié, elle peut devenir immédiatement mortelle. Cependant, comme nous allons le voir plus loin, la reconstitution du sang chez les anémiques a lieu en général d'une manière assez rapide, lorsqu'on alimente les malades et qu'on les traite avec les toniques. Les observations dues à M. Gintrac viennent à l'appui de cette proposition.

Comme on le voit, l'anémie cérébrale a été entrevue dès les temps les plus reculés. Cependant à une époque encore peu éloignée de nous, des auteurs d'un grand mérite ont nié son existence.

Clutterbuck (3) allait même plus loin en considérant comme impossible tout changement dans la circulation de l'encéphale. Il nia tout aussi bien l'anémie que la congestion cérébrale. Voici comme il s'explique à ce sujet dans son article « Apoplexie » : (In Cyclopedia of practical Médecine). « La cavité crânienne étant exactement remplie

---

1. Influence de la pesanteur sur le cours du sang. *Arch. gén. méd.*

2. *Expes. Rescharch.* ou *the Effects of Loos of Belood, in Med. chir. trans.* t. XVII. 1832.

3. Ehrmann. *Recherches sur l'Anémie cérébrale.* Strasbourg, 1858, p. 3.

» par son contenu, la quantité de sang des vaisseaux du
» cerveau n'est susceptible d'aucune augmentation; leur
» congestion n'est donc pas possible, bien qu'on en parle
» si souvent. Par contre, une diminution de quantité de
» sang est tout aussi peu admissible; aucune émission
» sanguine, qu'on opère au bras, ou aux veines jugulaires,
» voir même aux aitères temporales, ne peut conséquem-
» ment agir sur les vaisseaux encéphaliques, de façon à en
» diminuer le contenu. »

Monro, puis Kellie et Abercombie considéraient le crâne
comme un vase à parois immobiles et d'une capacité toujours constante avec une incompressibilité presque absolue
des organes contenus dans la cavité crânienne.

Monro arrivait à conclure que la quantité de sang con-
tenue dans le cerveau ne varie jamais.

Pour Kellie et Abercombie le cerveau conserverait sa
quantité habituelle de sang, lors même que tous les autres
organes seraient anémiés.

On comprend ce qu'il y a d'erroné dans les théories de
ces auteurs, et il nous est bien facile de les réfuter. Comme
nous venons de le voir, en effet, dans la physiologie de la
circulation cérébrale, les recherches de Magendie (1), et
celles de M. le professeur Richet (2), sur le liquide céphalo-
rachidien, ont démontré que la circulation intra-crânienne
est susceptible de changements. Ces faits bien établis, on ne

---

1. Magendie. *Loc. cit.*
2. Richet. *Loc. cit.*

peut plus mettre en doute l'existence de l'anémie cérébrale.

Mais depuis les nombreuses expériences de Marschall-Hall (1), de Burrows (2), d'après les recherches plus récentes de Berlin (3) et Dondres (4), il n'est plus possible de nier l'anémie cérébrale.

Ajoutons que les travaux d'Ehrmann (5) la thèse inaugurale de M. Bachelet (6), sont venus jeter un jour nouveau sur l'histoire de cette maladie.

Avant ces auteurs, l'illustre professeur Andral avait dès 1836 parlé dans un chapitre, il est vrai, assez restreint, de l'anémie des centres nerveux.

Dans sa clinique médicale (7), il s'exprime en ces termes sur ce sujet : « Les symptômes qui caractérisent les
« diverses formes de congestion cérébrale, sont-ils liés dans
« tous les cas à l'afflux d'une trop grande quantité de sang
« vers le cerveau? Dépendent-ils uniquement de cette
« cause? Ne se montrent-ils pas quelquefois comme l'effet
» d'un état opposé des centres nerveux, en d'autres termes, de leur anémie? »

---

1. Marschall-Hall, *Médical essay*. — Idem. *Ciseases and derangements of the uervons, deutch von Wollach*, Leipzig, 1812.

2. Burrows. *Bœbach über dei Krankheintein des cerebram Blutkreislaafes*, ans ellm Englischen, von Posner, 1847.

3. Berlin. *Schmedt's Jahrbucher*, 1851.

4. Dondres. *Id.*

5. Ehrmann, *loco cit.*

6. Bachelet, *Thèse de Paris*, 1868.

7. Andral, *Clinique médicale*, t. V, p. 287. Paris.

*Anatomie et Physiologie pathologique.* — Cette anémie occupe tout l'ensemble du cerveau ; on ne trouve point ces limites mêmes irrégulières et peu précises, que nous verrons plus loin dans les ischémies. L'absence de sang se remarque dans l'organe tout entier.

Nous savons déjà que toute atteinte pathologique, présentée par la circulation générale, retentit presque aussitôt sur le fonctionnement du cerveau. Ici comme partout, et même plus particulièrement qu'ailleurs, c'est l'oxygène qui est l'agent essentiel immédiat de la nutrition, et par conséquent c'est à lui, que sont dues les grandes propriétés du cerveau ; aussitôt qu'il manque, l'excitabilité du tissu disparaît.

Cette loi physiologique est due aux expériences d'Astley-Cooper, de Legallois, et surtout de Brown-Séquard, qui a prouvé par l'expérience, l'influence du sang oxygéné sur les fonctions de l'encéphale. Il a séparé la tête du tronc chez un chien qui venait d'être tué, et lorsque toute trace d'excitabilité avait disparu dans le cerveau, à l'aide d'un appareil, il injecta dans les carotides et les vertébrales, à la fois, du sang défibriné et oxygéné. Deux ou trois minutes plus tard, il se produisit des mouvements désordonnés d'abord, mais bientôt les manifestations vitales plus caractéristiques, se montrèrent dans cette tête séparée du tronc. Cette loi rend donc parfaitement compte de tous les troubles fonctionnels, qui apparaissent dans les cas d'Ischémie cérébrale, soit par obstacle à la circulation cérébrale, soit par diminution des globules sanguins, comme dans l'anémie générale, le cerveau ne reçoit qu'un sang peu riche en oxygène ; et nous aurons l'occasion de nous expliquer sur ce point dans les chapitres suivants.

Les émotions morales peuvent amener l'anémie cérébrale en déterminant par action réflexe, la contraction simultanée de ses artérioles (1).

Certaines substances médicamenteuses ont une action plus ou moins prouvée sur les petits vaisseaux, le seigle ergoté, et le sulfate de quinine qui sont considérés par notre savant maître, M. le professeur Germain Sée, comme des médicaments vasculaires, peuvent jusqu'à un certain point donner lieu à des troubles cérébraux ; l'opium, la belladone, le choloroforme déterminent aussi peut-être une anémie cérébrale, et c'est ainsi qu'on pourrait expliquer l'action de l'opium, en produisant le sommeil, qui est comme nous l'avons dit, une sorte d'anémie cérébrale.

C'est à Durham (2) que l'on doit la théorie de l'anémie pendant le sommeil. Cet auteur l'a démontrée par de nombreuses expériences, faites dans le but de renverser l'ancienne opinion, qui admettait au contraire une hyperhémie veineuse, pour expliquer le sommeil. Pour prouver sa théorie, il lia les veines jugulaires des animaux en expérience ; il les plongeait dans une espèce de torpeur bien différente du sommeil naturel ; le cerveau était alors dans

---

1. Jaccoud. *Nouv. Dict. de Méd. et de Chir.* t. XIII, p. 73.
2. Durham, *Guys hospital reports*, 3ᵉ série, t. TI et *in Arch. de Med.* 1861, t. I.

un état très-différent de celui qu'on observait pendant le sommeil physiologique (1).

M. Durham a été encore plus heureux : Il eut l'occasion d'étudier les modifications que le cerveau éprouve pendant le sommeil, sur l'homme, dans quelques cas de plaie de la tête avec perte de substance osseuse. Cet auteur cite deux faits dans son travail, l'un dû à Blumenbach, l'autre à Cardwell. Le dernier de ces cas permit de constater qu'un sommeil calme était accompagné d'une immobilité presque complète du cerveau dans ses enveloppes.

Il venait faire saillie au niveau de la perforation lorsque les rêves avaient quelque vivacité. Mais cet auteur n'a point démontré les causes de variation de la circulation cérébrale, que M. Luys (1) assimilant au point de vue des actes purement trophiques, le tissu nerveux au tissu glandulaire et s'appuyant d'autre part sur les expériences de M. Cl. Bernard sur la fonction des glandes, conclut ainsi « Nous
« sommes donc naturellement porté, en faisant l'application
« des faits connus à ceux qui ne le sont pas encore, à dire
« que le tissu nerveux et le tissu glandulaire présentent
« entre eux, au point de vue des phénomènes circulatoires,
« et de la double alternance de leurs périodes d'activité et
« de repos, les plus grandes analogies ; et que si le moment

---

3. Bachelet. *Thèse de Paris*, 1868, p. 36.

1. Luys, *Recherches sur le système nerveux cérébro-spinal.* Paris, 1865.

« pendant lequel la glande reconstitue ses principes immé-
« diats correspond à une activité moindre des phénomènes
« circulatoires, à un état d'anémie relatif ; et celui . pen-
« dant lequel elle fonctionne et s'éveille, à un état de tur-
« gescence de tous ses réseaux capillaires, il est très-
« admissible que les mêmes conditions circulatoires doi-
« vent se répéter pour le tissu nerveux lui-même, et que
« la période d'inactivité ou de sommeil doit être caracté-
« risée par un état anémique ; et inversement la période
« d'activité ou de veille, par une accélération des courants
« sanguins dans sa trame, et une sorte d'éréthisme de
« l'élément vasculaire. »

Nous pouvons cependant ajouter encore quelques expli-
cations, et dire que, jusqu'à un certain point, la résistance
au sommeil dépend aussi de la volonté propre de l'individu,
mais que celui-ci ne peut résister que peu de temps ; la
fatigue, l'usure de la substance cérébrale par la pensée qui
empêche le sommeil et la nécessité de la reconstitution
des éléments nerveux font que, à un moment donné, on ne
peut plus résister au besoin du repos de l'esprit ; le sommeil arrive brusquement, l'anémie est alors constituée, le
sang ne circule que lentement dans tout l'organisme.

Du reste nous reviendrons plus loin sur les causes de
cette anémie.

Reprenons maintenant l'exposition des autres opinions qui
ont été émises sur la physiologie pathologique de cette anémie.

Clutterbuck prétend que le degré d'activité de la circulation du cerveau est indépendant du degré d'impulsion

du cœur. (1) Nous aurons l'occasion de refuter en détail cette opinion au chapitre de l'ischémie par athérome. Quant à présent nous n'avons qu'à rappeler ce que nous avons déjà dit au chapitre de la physiologie normale : que la faiblesse cardiaque a pour conséquence fatale la diminution de l'activité circulatoire dans l'encéphale, en d'autres termes l'anémie cérébrale.

Busrows a démontré qu'en pendant tantôt par les pieds, tantôt par les oreilles, des lapins récemment morts d'hémorrhagie, le cerveau devenait rouge et vasculaire dans la première position, pâle et presque exsangue dans la seconde, après quelques heures.

Pamard d'Avignon a publié les deux faits suivants (2) qui ont une certaine importance clinique :

Un homme petit et maigre, âgé de 70 ans, opéré de cataracte, est saigné largement et mis au bouillon de veau pour toute nourriture. Dans la nuit du troisième au quatrième jour, il survient une attaque d'apoplexie, avec paralysie du côté droit, bégaiement, délire. Pamard soupçonne que le régime est trop sévère, il donné des aliments. Dès le soir, il y a de la réaction et de la loquacité, l'amélioration est sensible et rapide (3).

Le même auteur parle d'une femme qui présenta des phénomènes analogues.

---

1. *On dicorders of the Cerebral Circulation and on its connexion betmeen affectiones, ofthe Brain and diseases ofthe hearl*, honden 1846.
2. Gintrac t. VI p. 547.
3. Annales cliniques de Montpellier, 1804, t. III p. 254.

Les exemples de paralysie par anémie générale ne sont pas rares. M. Azzouman en a rapporté plusieurs faits de ce genre. Il y eut surtout des troubles, de la motilité, des hémiplégies, qui cédèrent à l'emploi des ferrugineux. M. Gintrac (1) rapporte deux faits qui lui ont été communiqués par le docteur Hirigoyen :

Une jeune fille d'une vingtaine d'années, atteinte d'aménorrhée, consulte une sage femme qui la saigne, attribuant ses maux à une pléthore cérébrale. A peine s'était-il écoulé 200 grammes de sang qu'une hémiplégie se déclare. Le fer et les toniques dissipent cet accident.

Nous nous expliquons difficilement l'apparition d'une hémiplégie lorsque l'on croyait avoir eu affaire à une anémie générale. Il nous paraît nécessaire d'admettre qu'il y avait dans ces cas une altération des vaisseaux, prononcée surtout d'un côté, ayant déterminé une hémiplégie du côté opposé. Cette observation est dans tous les cas très-intéressante puisqu'elle prouve que la perte d'une quantité minime de sang chez une personne anémique, est capable de déterminer des paralysies, qui disparaissent sous l'influence des toniques.

Un pareil exemple est offert par l'observation suivante :

Une jeune femme de vingt-cinq ans était sujette à une violente douleur épigastrique que la saignée avait plusieurs fois fait cesser. Cette femme était maigre, pâle et irritable. Néanmoins, on ouvre encore la veine, mais on ne retire que 150 grammes de sang. Malgré cette pru-

---

1. Gintrac. *Loc. cit.*

dence (apparente) pendant qu'on appliquait le bandage, il survient une syncope avec quelques mouvements convulsifs, et au bout de deux à trois minutes, la malade, ayant repris ses sens, se trouve atteinte d'une hémiplégie gauche parfaitement caractérisée, avec embarras de la langue. On eut recours aux antispasmodiques à la valériane, à la liqueur d'Hoffmann, à quelques aliments appropriés, et au bout de trente-six heures, les accidents étaient dissipés.

On peut donc dire que le régime suivi par cette malade et les médicaments qu'elle prit eurent un résultat satisfaisant, puisqu'ils firent disparaître tous les accidents.

Mais la réparation du sang et des forces n'est pas toujours aussi rapide, et il est des cas, dit M. Gintrac, où l'état réel des vaisseaux n'est pas facile à déterminer, et où ils présentent des alternatives de plénitude et de déplétion, que le praticien doit saisir s'il veut éviter de nuire. Nous croyons en outre que dans ces cas le cœur joue un rôle principal qui est toujours celui que nous venons de mentionner précédemment et que je m'explique de la façon suivante, relativement aux observations précédentes :

A la suite d'une saignée chez une anémique, dont l'impulsion cardiaque se fait lentement, par suite de la perte de sang, l'abaissement de la tension dans le cœur et les vaisseaux se prononce davantage, le cerveau est immédiatement mal servi. Ses fonctions se troublent par le manque d'une quantité suffisante de sang ; mais bientôt sous l'influence de l'alimentation et des médicaments qui peuvent augmenter la pression sanguine, le cœur fonctionne mieux, le cerveau à son tour reçoit le sang nécessaire à sa nutrition normale et les phénomènes d'anémie cessent.

L'observation qui suit viendrait à l'appui de cette proposition :

Marie M..., 40 ans, n'est plus réglée depuis neuf ans, à la suite d'une forte émotion morale. Elle est sujette depuis un an à des battements de cœur et à des douleurs épigastriques, qui ont cédé après l'application de quelques sangsues. Il est survenu une céphalalgie frontale intense, des vertiges, des sifflements d'oreille, une grande faiblesse musculaire, rendant la marche pénible et vacillante; — vue trouble, pupilles contractiles, teint pâle, jaunâtre de la peau. — pommettes légèrement colorées, pouls large, mou, 60.

Enfin la malade va mieux et quitte l'hôpital en juillet. Elle y rentre le 30 novembre. Quatre jours auparavant, elle avait éprouvé, sans cause appréciable, une céphalalgie subite très-intense, localisée au front, avec trouble de la vue, sifflements d'oreille, perte de la parole et de la sensibilité du membre supérieur droit. Ce membre était agité de mouvements involontaires. On en observait de temps à autre dans le bras gauche, qui présenta bientôt de la contracture. Faiblesse et fourmillements des membres inférieurs; — progression à peu près impossible; — douleur à l'épigastre; toux sèche, peau pâle, 56 pulsations, perte de la parole, mais non de l'intelligence; réponses par signes (infusion d'arnica, bouillon, soupe, laitage).

Après quelques jours, la parole se rétablit, la voix reste faible, pouls lent et douleurs de tête. Souffle au premier temps, le second, bruit clair et sec. L'alimentation est augmentée.

Le 17 janvier 1850, les mouvements spasmodiques ont à peu près cessé, ainsi que la céphalalgie; mais les membres inférieurs sont encore à demi paralysés. — Les forces augmentent. — La céphalalgie qui avait presque disparu devient un peu forte, puis amélioration, et enfin, le 21 mars, la malade sort de l'hôpital guérie. (1)

---

1. Gintrac. *Loc. cit.*

## OBSERVATION I. (*Personnelle.*)
### *Anémie cérébrale.*

Le nommé Herbert Célestin est entré, le 30 juillet 1873, dans le service de M. le professeur G. Sée, à l'hôpital de la Charité; il est couché au numéro 16 de la salle Saint-Charles.

Ce malade nous dit que dès l'âge de 17 ans (il est âgé aujourd'hui de 45 ans), il avait contracté l'habitude de se faire saigner tous les ans deux ou trois fois, et assez abondamment ; à la suite de quoi il s'aperçut qu'il devenait plus faible et qu'il avait des étourdissements assez fréquents, mais sans perte de connaissance. Il ne se fit plus saigner depuis; cependant son état resta le même. Bien plus, il y a deux mois, dit-il, qu'un jour il perdit connaissance, ce vertige l'inquiéta et il entra dans le service pour se faire soigner.

4 août matin. — Le malade nous dit qu'il a des douleurs de tête, et surtout la nuit lorsqu'il est un peu agité et qu'il ne dort pas bien. Il nous affirme n'avoir jamais eu la syphilis. Pas d'antécédents syphilitiques héréditaires ; ce qui nous fait éloigner l'idée des douleurs syphilitiques.

Il nous dit en outre que depuis quelque temps il ne peut plus travailler, car il a des vertiges aussitôt qu'il fait des mouvements un peu rapides, et, qu'en outre, il ne peut pas se soutenir longtemps assis; il se fatigue facilement, il chancelle sur ses jambes.

5 août matin. — Le malade se trouve dans la même situation qu'hier, il marche lentement et en s'appuyant sur le bord de son lit, la tête lui tourne, dit-il, et le sang semble lui monter à la tête, aussitôt qu'il quitte sa position horizontale, et il voit des étincelles. — Les douleurs de tête ne sont pas fixes; elles occupent la totalité, et sont toujours plus fortes la nuit que le jour, il n'a pas vomi depuis cet état morbide; mais il ne jouit pas d'un bon appétit; il est pâle, maigre et irritable. — (On lui ordonne du vin de quinquina, de la viande crue, et quatre grammes de bromure de potassium.)

6 août. — Même état que la veille, il n'a aucun bruit morbide au

cœur. Le malade ne peut ni lire ni écrire, comme autrefois, il a une paresse de l'intelligence assez marquée.

14 août. — Le malade n'a plus que sa douleur de tête, et lorsqu'il ne prend pas son bromure, il a de la peine à dormir la nuit, et la douleur, dit-il, devient plus forte s'il reste un jour sans prendre son médicament.

25 août. — Le malade est aujourd'hui complétement guéri, il a repris ses forces, il n'a plus de vertige, et il peut marcher ; aussi on lui donne son exéat.

Cette observation et les précédentes sont des exemples assez nets d'anémie cérébrale, par suite de la diminution du sang dans tout l'arbre circulaire.

### OBSERVATION N° II. (*Personnelle*).

#### *Anémie cérébrale.*

Le nommé Lacombe, Pierre-Remy, âgé de 53 ans, employé de commerce, est entré à l'hôpital de la Charité à deux reprises différentes pour la même souffrance ; il est au numéro 9 de la salle de Saint-Félix, service de M. Pidoux. C'est le 10 novembre que nous le voyons pour la première fois. Il n'a jamais fait d'excès. Ce malade paraît assez robuste à en juger par sa figure qui est rouge, mais ce qu'on remarque tout d'abord, c'est une mobilité remarquable dans ses idées.

Voici les renseignements qu'il nous donne sur son état. A l'âge de 19 ans, il aurait eu un vertige, qui disparut bientôt, et il se porta parfaitement jusqu'à 50 ans. Il eut alors de nouveau faiblesse générale brusque, éblouissements, enfin vertiges qui dès-lors survenaient plus fréquemment, et il devient plus irritable, et son caractère devint assez changeant.

15 novembre matin. — Depuis le mois d'août 1873, il ne peut plus travailler, il se sent faible, il chancelle lorsqu'il veut marcher, et aussitôt qu'il tourne brusquement la tête, il est pris de vertige, de sorte

que depuis cette époque (mois d'août) il ne peut plus travailler, il n'é-
crit pas aussi correctement qu'auparavant.

Le 17 octobre de cette année, vers les 7 heures du soir, il fut pris de
vertige dans la rue, il perdit connaissance, et fut conduit chez lui par
un gardien de la paix. La tête lui tournait et il ne pouvait pas se
tenir sur ses jambes.

La même chose lui arriva encore une fois six jours après. Mais
comme toujours il avait conscience de son état, la terre seulement lui
semblait tourner avec lui.

Les jours suivants, vertiges plus légers, et seulement lorsqu'il faisait
des mouvements rapides.

Depuis un mois, il dit qu'il se sent plus faible, qu'il a en partie
perdu l'appétit; la nuit, il transpire assez souvent, (alimentation, et
bromure 4 grammes).

16 novembre. — Il passerait des nuits agitées, et ne pourrait pas
supporter le café, qui l'agite encore bien plus. Il ajoute qu'il a passé
souvent les nuits à écrire.

23 novembre, matin. — Il dit avoir été pris hier au soir de douleurs névralgiques assez intenses dans les bourses, douleurs qui disparurent, après quelques heures, après l'ingestion d'une potion de
morphine, et à cette occasion il ajoute qu'il eut déjà, il y a un mois,
les mêmes douleurs.

Ce malade a en outre, par moments, des douleurs de la nature des
névralgies du côté gauche, vers la région cardiaque, il est inquiet de
son état, et s'ennuie beaucoup. Rien au cœur.

Ce malade, comme l'observation le démontre, est un anémique cérébral; ici la cause paraît résider dans un spasme
vasculaire des vaisseaux de l'encéphale, son caractère irritable, et les névralgies qu'il a souvent eues; l'absence
de toute altération des autres organes, comme un examen

l'a démontré, éloignent l'idée d'une affection avec lésion quelconque.

Les lésions anatomiques dans l'anémie cérébrale par anémie générale sont fort simples. En premier lieu, on constate lorsqu'on fait des coupes de la substance cérébrale, que celle-ci est d'une pâleur remarquable dans les parties grises ; on ne distingue que très-peu de sang dans les vaisseaux que l'on sectionne dans cette même coupe ; la substance blanche offre une coloration plus blanche qu'à l'état normal ; on a aussi observé une consistance plus ferme de la substance cérébrale, mais dans aucun cas, lorsqu'il n'y a pas d'altération artérielle, on ne constate de ramollissement, nous le verrons au contraire dans l'ischémie produite par une embolie ou une thrombose artérielle. Chez l'enfant (1) la substance blanche est décolorée, les parties sont d'une pâleur remarquable.

Les vaisseaux des méninges sont ordinairement vides de sang ; plus rarement ils en sont gorgés, comme on le voit dans une observation de M. Bachelet (2). Les sinus et les veines sont souvent gorgés de sang. Dans les espaces sous-arachnoïdiens on rencontre quelquefois une certaine quantité de liquide, et qui infiltre les mailles de la pie-mère.

L'examen du sang permet de constater une diminution des globules rouges du sang, comme dans l'anémie géné-

---

1. Jaccoud. *Loc. cit.*
2. Bachelet. *Loc. cit.*

rale ; du côté du cœur et des vaisseaux aucune lésion habituellement.

### Etiologie et Pathogénie.

L'anémie cérébrale étant un phénomène localisé de l'anémie générale provient des mêmes causes. Une maladie générale, une hémorrhagie abondante retentissent immédiatement sur la nutrition et sur les fonctions de l'encéphale.

Les métrorrhagies puerpérales, l'écoulement de sang qui accompagne les grandes opérations chirurgicales sont parmi les hémorrhagies celles qui produisent le plus souvent ce résultat.

Mais il convient de diviser, comme l'a fait M. Potain, les causes de l'anémie en deux groupes (1) :

1° Insuffisance de la quantité de sang apportée par les carotides ; faiblesse de la pression artérielle si l'on veut.

2° Difficulté de l'entrée du sang dans les capillaires, un spasme des parois de ces vaisseaux par exemple, rétrécit encore leur calibre et diminue considérablement la quantité de sang qu'ils reçoivent.

Lorsque le sang arrive en quantité insuffisante dans le cerveau, et que la tension artérielle y demeure faible, il y a anémie cérébrale et cet état résulte d'une insuffisance de ce liquide dans tout le système vasculaire, il y a anémie générale, polyanémie ; ou bien le sang peut être retenu

---

1. *Dict. des sc. méd.* art. Cerveau p. 308.

dans une partie plus éloignée, par suite d'une paralysie vasculaire, ou par l'application d'une ventouse de Junod, celle-ci attirant vers elle le sang du cerveau, celui-ci reste anémié.

Dans l'anémie générale, ou à la suite des maladies graves, lorsque tous les organes sont affaiblis, le cœur l'est comme les autres et sa force n'étant pas suffisante, il ne peut que faiblement remplir son rôle moteur. Les artères n'ont pas la tension nécessaire comme à l'état ordinaire, le cours du sang ne s'exécute que faiblement et dans ces conditions il n'y a qu'une petite quantité de sang qui arrive jusqu'au cerveau. De même dans la station verticale, la pression artérielle intra-crânienne étant diminuée de tout le poids de la colonne sanguine, que le cœur doit soulever, la stase qui se produit en même temps dans les parties déclives du corps, détourne en quelque sorte la circulation cérébrale. Les compressions qu'un épanchement arachnoïdien peut déterminer sur la masse encéphalique, en effaçant jusqu'à un certain point le calibre des vaisseaux sont une autre cause d'anémie cérébrale.

Mais la cause véritable la plus fréquente, est sans contredit la diminution de la quantité de sang dans le système circulatoire ; nous avons déjà fait une grande part aux diverses hémorrhagies, nous en dirons autant des suppurations, de l'alimentation insuffisante ; les flux abondants, comme la diarrhée, la dyssenterie par un mécanisme que nous n'avons pas à étudier ici donnent lieu à une anémie. chez les enfants c'est à l'époque du sevrage qu'on observe l'anémie cérébrale ; en un mot toutes les conditions qui sont capables de produire une débilitation générale la produisent.

Chez l'enfant on a l'occasion de remonter encore plus aisément aux causes de l'anémie cérébrale. D'abord à cet âge l'anémie générale, cause première de l'anémie du cerveau, est plus fréquente qu'à tout âge de la vie, les variations continuelles de l'état physiologique et des accidents fréquents qui traversent la santé de l'enfant, comme les diarrhées, les fièvres, les causes multiples d'inanition, contribuent à faire naître chez eux assez souvent une anémie cérébrale. D'autre part le spasme vasculaire est beaucoup plus fort chez les enfants, et surtout après ces diverses maladies. On sait avec quelle facilité les enfants rougissent et pâlissent. Dès lors on comprend la fréquence de l'anémie cérébrale ; elle disparaît d'ailleurs aussi rapidement qu'elle est survenue. Enfin M. Potain (1) dit qu'il faut peut-être tenir compte aussi de l'inocclusion des fontanelles dans la première enfance, condition qui laisse la pression atmosphérique agir sans obstacle à la surface des hémisphères.

Cette pression, qui s'ajoute alors d'une façon constante à la résistance que le sang éprouve pour pénétrer dans le capillaire, se trouve proportionnellement d'autant plus considérable que la tension artérielle, c'est-à-dire la force qui tend à l'y faire pénétrer, diminue davantage. Plus tard, lorsque la voûte crânienne est solidifiée, le cerveau se trouve dans un milieu clos, où la pression extérieure n'est

---

1. Potain. *Loc. cit.*

plus représentée que par la réaction ou plutôt par la résistance de la paroi osseuse, et dans lequel le poids de l'atmosphère ne se fait sentir que très-médiatement par l'intermédiaire du liquide céphalo rachidien et de la pression veineuse. M. Potain (1) continue ainsi :

« Dans ces conditions nouvelles, on conçoit que la pres-
» sion à laquelle le cerveau est soumis, et par suite la
« résistance à la pénétration du sang dans les capillaires
« diminuent nécessairement, toutes les fois que la tension
« artérielle s'abaisse et que l'afflux de sang se restreint,
« ou que les capillaires par leur contracture tendent à lui
« faire obstacle. Il en résulte un certain degré de com-
« pensation qui modère les effets de l'anémie. Ce mode de
« compensation manque absolument chez les très-jeunes
« enfants, et c'est là un des motifs sans doute pour les-
« quels l'anémie du cerveau prend chez eux des formes
« si particulièrement redoutables. »

Nous avons vu dans la physiologie pathologique de ce chapitre que chez l'adulte anémique, une perte minime de sang, donnait lieu à tous les phénomènes d'anémie cérébrale ; convulsion, délire, syncope etc.

La syncope survient encore chez les convalescents qui, suivant l'interprétation qu'en a donnée Marey, ceux-ci mettant le pied par terre pour la première fois, l'anémie se produirait alors par une distension subite des vaisseaux des parties inférieures du corps, déshabitués d'une aussi

---

1. *Dict. des sc. méd. Loc. cit.*

grande pression. La syncope qu'on observe chez les ouvriers qu'on fait sortir trop rapidement de l'atmosphère comprimée de la cloche à plongeur rentre dans la même catégorie que celle des convalescents.

Parmi les causes de l'anémie cérébrale, on doit signaler la contraction spasmodique des vaisseaux de gros et de moyen calibre du cerveau, et quoique cette contraction n'ait jamais été constatée directement, on l'admet par analogie avec ce qui se passe dans des parties qu'on peut observer. Certains médicaments sont capables de déterminer l'anémie cérébrale, par exemple : la digitale, la belladone, l'opium, le sulfate de quinine. Mais cette contraction a peut-être aussi lieu par action réflexe. (1)

La contraction par action réflexe des vaisseaux capillaires est prouvée par l'observation sur l'homme, il suffit dit M. Potain, « de se rappeler le refroidissement et la décoloration de la peau qui surviennent à la suite de certaines émotions, qui accompagnent l'état nauséeux, et de songer qu'il ne peut s'agir en ce cas d'une dérivation du courant sanguin, puisque l'on constate alors une élévation de la tension artérielle. »

C'est aussi au spasme vasculaire par action réflexe qu'on explique vraisemblablement les lypothimies produites par la douleur et les émotions, les vertiges appelés sympathiques.

C'est encore le spasme que Laugier considérait comme

______

1. Potain. *Loc. cit.* p. 311.

la cause unique de l'état comateux dans la commotion cérébrale. Selon M. Potain c'est encore par le spasme vasculaire qu'on expliquerait mieux l'anémie cérébrale pendant le sommeil, car dans ce cas les conditions de la circulation centrale ne changent pas, et c'est la résistance que ces vaisseaux contractés opposent à l'arrivée du sang au cerveau qui produisant l'anémie, détermine le sommeil. Mais il faudra tenir compte aussi de la dilatation de la thyroïde et de son gonflement pendant le sommeil. Il produit une dérivation du courant sanguin, et la pression artérielle dans les carotides diminue.

Ces deux conditions par conséquent, contraction des vaisseaux, par suite, résistance à l'arrivée du sang au cerveau d'une part, et de l'autre, la dilatation des vaisseaux de la glande thyroïde, avec ce que nous venons de dire à propos de la physiologie pathologique de cette anémie sont les causes principales de l'anémie pendant le sommeil.

A côté des causes précédentes, il faut encore citer l'inanition, ainsi on a admis une apoplexie par cette seule cause. Quelques faits de délire par inanition ont été observés par Andral, Graves, Trousseau et Marotte. (1). On a constaté des spasmes, des convulsions, des accès épileptiformes chez des individus anémiques dont le pouls était réduit à 50, 40 et 30 par minute (2). L'inanition produit l'anémie dans

1. *Bulletin de thérapeutique*, 1854, p. 509.
2. Gintrac. *Loc. cit.* p. 544.

toùs les cas, car alors l'individu se nourrit de son propre sang.
Or, il arrive un moment où ce liquide considérablement diminué n'arrivé plus au cerveau, alors les accidents éclatent
brusquement.

*Symptômes*. Les auteurs qui ont traité de l'anémie cérébrale, ont confondu dans une seule description, les phénomènes qui dépendent de l'anémie et de l'ischémie cérébrales.

Notre division étant acceptée, nous devons étudier ici, au
moyen des observations que nous avons trouvées dans les
auteurs, et d'après les malades que nous avons eu l'occasion de voir, la symptomatologie propre à l'anémie seule.
Nous éviterons la confusion qui a été faite par ceux qui se
sont occupés de cette question, en évitant de parler des
phénomènes qu'on observe dans l'ischémie.

L'anémie cérébrale étant souvent le résultat d'une cause
générale, doit occuper nécessairement le cerveau tout
entier. Les symptômes seront donc complexes, et, ne res-
teront plus limités comme dans l'ischémie, où l'obstacle à
la circulation artérielle, peut siéger dans un district seulement de l'encéphale, ici toute la masse des centres nerveux
est privée de son liquide nourricier.

Nous étudierons donc les symptômes à ce point de vue,
mais il faut tout d'abord faire une distinction nécessitée par
la marche de la maladie. L'anémie peut être passagère,
rapide, ou lente. Ces trois états se présentent, chacun avec
des symptômes particuliers, mais qui ont tous une grande
analogie, et aboutissent au même résultat, si la maladie se
prolonge.

*A.* — L'anémie passagère peut être fonctionnelle, je rattacherai le sommeil à cette forme, qui, comme nous venons de le voir, consiste dans une anémie cérébrale, par conséquent cet état est constitué par une anémie intense du cerveau, d'où il résulte que nous sommes plongés dans une perte de connaissance complète pendant le sommeil ; cependant le cerveau reçoit encore assez de sang, pour suffire à sa nutrition, mais pas assez pour ses fonctions ; c'est pourquoi nous n'avons pas conscience de tout ce qui se passe pendant ce temps. Le moment même où nous nous endormons, pourrait être assez justement comparé au début d'un état comateux.

En effet, à ce moment, toutes les fonctions se ralentissent, le cœur bat plus lentement que pendant la veille, la motilité est abolie, et l'on est plongé dans une immobilité presque complète. L'anémie est donc nettement marquée mais elle n'est que passagère.

C'est encore à l'anémie passagère que l'on doit rattacher les phénomènes qu'on observe à la suite de l'ingestion d'une trop forte dose de café, et cette anémie est quelquefois assez considérable, de sorte que l'individu est pour le moment dans l'impossibilité d'exprimer sa pensée ; c'est ainsi qu'on peut s'expliquer les défaillances subites qu'éprouvent parfois certains orateurs au milieu de leurs discours. L'émotion joue, il est vrai, un rôle indiscutable. La composition de l'auditoire, l'impression favorable ou défavorable, exercée par la parole de l'orateur, en agissant sur son état moral, retentissent sur la circulation encéphalique.

C'est aussi à cette forme passagère d'anémie, que l'on doit rattacher ces vertiges de peu de durée, ces étincelles que l'on voit devant ses yeux, et les étourdissements qui les ac-compagnent, qui résultent de la station verticale, longtemps prolongée et lorsqu'on ne fait aucun mouvement ; les phénomènes qu'on observe à la suite de la danse, comme ceux qui dépendent d'un mouvement d'extension exagéré de la tête, doivent entrer dans la même catégorie. Dans tous ces cas, il n'y a aucune altération des vaisseaux.

Dans la forme subite ou rapide qui est le résultat d'une perte considérable de sang, les phénomènes cérébraux éclatent brusquement, il n'y a presque jamais des prodromes. Les malades sont pris tout-à-coup de l'obnubilation des sens, de vertiges, de rétrécissement puis de dilatation des pupilles, et un défaut de réaction contre les excitations extérieures. Cette phase aboutit à la perte de la connaissance et de la motilité ; bientôt on observe un certain refroidissement de la peau, qui ensuite devient pâle. En un mot le malade est alors plongé dans le coma ; la respiration accélérée au début, se ralentit bientôt, et, dans la grande majorité des cas on observe des convulsions généralisées. Tous ces phénomènes se passent sans fièvre, et disparaissent assez rapidement, le pouls reste calme, et la respiration est lente. Au réveil des malades on observe fort souvent qu'ils sont plus ou moins paralysés, ils ne peuvent marcher que très-difficilement, ils titubent et appellent souvent à leur aide. On dit que l'on a rencontré l'hémiplégie dans les cas d'anémie cérébrale ; mais cet état se rencontre surtout dans les altérations vasculaires ; ici c'est plutôt une parésie de tous les membres qu'on constate, et cela se comprend: l'insuffisance de sang est générale, et les phénomènes, comme nous venons de le dire, sont complexes, l'anémie cérébrale occupe également les deux hémisphères.

La physiologie paraît avoir démontré que les convulsions dans l'anémie, sont sous la dépendance du méso-céphale; leur production a été expliquée de la façon suivante : Le sang du canal vertébral reflue vers la moëlle allongée et les phénomènes convulsifs résultent de cette hypérémie, et, tandis que l'anémie est absolue dans le cerveau proprement dit, elle ne l'est pas au même degré dans le méso-céphale qui présente une simple oligémie (1). Ces théories sont dues à Henle, à Kussmaul et Tenner. Mais elles ne sont pas satisfaisantes ; dès l'instant où l'on a affaire à une anémie cérébrale, par perte de sang égale dans toutes les régions, comment admettre l'explication donnée par ces auteurs, lorsqu'ils disent que l'anémie est absolue dans le cerveau proprement dit, et qu'elle ne l'est pas au même degré dans le méso-céphale, qui présente une simple oligémie ?

La masse totale de sang étant diminuée dans la forme que nous étudions, il n'y a pas de raison pour que l'anémie soit plus prononcée d'un côté que de l'autre, elle est générale.

Les convulsions et les autres phénomènes d'excitation qu'on observe à la suite d'une hémorrhagie abondante

---

1. Jaccoud. *Path. int.* t. I p. 127.

trouvent leur explication dans la brusque interruption de la circulation de l'encéphale, et par conséquent la nutrition souffre ; il y a suspension de l'innervation cérébrale, par manque du sang oxygéné.

Pour M. Brown–Séquard (1) les convulsions seront produites par l'excitation que cause l'acide carbonique qui se produit en plus grande quantité qu'à l'ordinaire, dans le sang en stagnation dans les capillaires du cerveau ; cette explication est très-acceptable pour les convulsions qu'on observe dans une des formes de l'ischémie, mais ici dans cette anémie simple, il n'y a pas de stagnation, le sang manque et voilà tout. Les paralysies que l'on trouve dans cette maladie durent plus ou moins longtemps, leur explication est peut-être plus facile que celle des convulsions. Kussmaul et Tenner, Brown-Séquard, ont démontré que l'anémie des parties du cerveau qui sont en avant des pedoncules cérébraux chez l'homme produit la perte de connaissance, l'insensibilité et la paralysie.

On sait en outre que la ligature du tronc de l'aorte ventrale produit la paralysie et la perte de la sensibilité de la moitié inférieure du corps, ces faits sont mis hors de doute par les auteurs que je viens de citer et par les expériences de MM. Vulpian (2) et Schiff (3).

---

1. Brown-Séquard. *Loco cit.*

2. Sur la durée de la persistance des propriétés des muscles, des nerfs et de la moëlle épinière après l'interruption du cours du sang dans ces organes ; *in Gazette hebdom. de méd. et ch.* t. VIII, N° 21.

3. Schiff, Lehrbuch der Physiologie des Menschen ; *Cyclus, etc.* 858, 1859.

Tous ces symptômes : obnubilation de la vue, vertiges, bourdonnements dans les oreilles, faiblesse générale, tremblement des membres, nausées, vomissements, délire léger, puis suspension complète des sens, mouvements convulsifs partiels ou généralisés, enfin syncope ou état comateux sont bien le résultat de l'apport insuffisant du sang. Leur disparition complète après la reconstitution de ce liquide, comme nous l'avons vu dans les observations de M. Gintrac, en est la preuve. Mais ils ne sont pas tous attribués à l'anémie des lobes cérébraux seulement, car les convulsions, par exemple, en dépendent si peu qu'elles ont lieu alors même que chez les animaux, on a enlevé les hémisphères ; elles cessent d'avoir lieu, suivant M. Brown-Séquard, quand on a lésé profondément les ganglions centraux. De même, les phénomènes cardiaques et respiratoires qu'on observe sont nécessairement attribués à l'anémie des parties de l'encéphale étrangères aux lobes cérébraux. Aussi quand on pratique la compression des deux carotides on observe comme premiers effets de l'interruption de l'arrivée du sang au cerveau, la somnolence, et la perte de connaissance ; et les phénomènes cardiaques et respiratoires n'ont lieu que secondairement. La céphalalgie qui survient dans l'anémie cérébrale doit être attribuée à une contraction des vaisseaux capillaires, comme cela se produit après le refroidissement, et par conséquent c'est toujours le résultat de l'anémie. Cette céphalalgie s'observe aussi, à la suite de l'anémie par la ligature d'une des deux carotides.

On voit en outre lorsque la maladie se prolonge, une aggravation plus ou moins rapide, ainsi comme les troubles circulatoires sont le résultat d'une faiblesse générale, d'une anémie, on comprend qu'il y a aussi avec les symptômes qui précèdent, des névralgies complexes, et une dyspepsie qui empêche lés malades de reprendre leurs forces. Il survient alors du délire par cette inanition prolongée, délire assez violent quelquefois, et qui peut avoir pour conséquence, l'affaiblissement complet de la mémoire, l'embarras dans la parole, et conduire même à une aliénation mentale.

Mais lorsque la maladie marche vers la guérison, que la dyspepsie disparaît, que les malades reprennent leur appétit, tous ces phénomènes disparaissent assez rapidement ; cependant lorsque la maladie s'est prolongée, il est rare que la guérison soit complète. Il reste presque toujours un certain affaiblissement de la mémoire, les malades ne sont plus attentifs à leurs travaux. Les occupations qui réclament une réflexion approfondie ne sont qu'imparfaitement exécutés par eux, de même les troubles de la locomotion persistent, les malades se fatiguent facilement, et ils ont souvent des palpitations, du cauchemar pendant la nuit et divers états nerveux peuvent en être la conséquence.

Les symptômes que nous venons de décrire en dernier lieu, comme l'affaiblissement de l'intelligence et le délire se rencontrent à une période avancée de la maladie, et alors qu'à la suite d'une perte abondante de sang la reconstitution de ce liquide n'a eu lieu que tardivement. Mais c'est surtout dans *la forme dite graduelle, chronique pour ainsi dire de* l'anémie cérébrale, conséquence d'une anémie générale, que les symptômes qui précèdent s'observent. C'est donc chez les anémiques, les chlorotiques, où l'affaiblissement général a amené une diminution dans la tension des artères cérébrales, et où le cœur fonctionne mal, qu'on a l'occasion de constater pendant fort longtemps les phénomènes de l'anémie cérébrale. Comme chez la plupart de ces malades l'anémie du cerveau se rattache à l'anémie générale, les symptômes qui se présentent à l'observateur sont complexes, et résultent de l'anémie du cerveau, de celle des autres parties du système nerveux et des troubles généraux de la circulation sanguine, cependant il en est parmi ces symptômes qui sont propres à l'anémie même du cerveau.

Le malade devient habituellement irritable ; la répugnance pour l'activité intellectuelle et pour tout ce qui exige un effort de mémoire et de conception est considérable ; le délire est ici assez fréquent, et il est le résultat de l'inanition comme nous venons de le dire. Il se rencontre surtout lorsque l'anémie cérébrale est la conséquence d'une maladie grave de longue durée, comme la fièvre typhoïde, la pneumonie etc.

Levick (1) dit avoir observé un cas de ramollissement cérébral que l'allaitement répété a déterminé chez une femme.

---

1. Anœmia from prolonged Laclation, Softening of the Brain. Amer *Jour. of, méd. sc.* 1861.

C'était un ramollissement par inanition prolongée. Je n'accepte ce cas que sous toutes réserves, parce que je ne m'explique que difficilement le mode de production de ramollissement. Les sens de ces malades sont affaiblis ou exaltés. C'est-à-dire que les sensations sont pour eux moins nettes qu'à l'état normal, et en même temps pénibles ou douloureuses. Les vertiges sont plus fréquents, aussi les malades ont peur de marcher seuls, et à la moindre excitation ils chancellent et perdent connaissance, il leur semble que les objets tournent avec eux. Ce phénomène paraît consister en une sorte de malaise, d'anxiété, d'oppression, et fort souvent aussi ils ont la sensation de vide dans la tête, fréquemment douloureuse ; au moindre bruit la céphalalgie s'éveille, en un mot ce sont des troubles qui empêchent les malades de vaquer à leurs occupations.

Enfin ces malades ont à la longue de l'insomnie, ou le sommeil court, agité, souvent interrompu par des rêves effrayants. Mais on a droit de s'étonner de voir l'insomnie arriver comme phénomène de l'anémie cérébrale, alors que nous venons de dire que le sommeil n'est qu'une anémie cérébrale. Il faut donc trouver l'interprétation de ces deux faits, en apparence si contradictoires. L'opposition n'est d'ailleurs pas aussi complète qu'il semble au premier abord, voici en quels termes s'explique M. Potain (1) à ce sujet. « L'anémie générale, qui est le seul fait absolument « constant chez les malades dont il s'agit ici, ne suppose

---

1. *Dict. des sc. Loc cit.* p. 313.

« pas nécessairement un état anémique incessant de tous
« les organes, et on sait bien qu'elle s'allie fréquemment
« au contraire, avec des états conjestifs divers. Le cerveau
« d'un anémique n'est donc pas constamment et inévita-
« blement anémié. Il le pourrait être habituellement à un
« certain degré, sans que nécessairement il lui fût plus
« facile de le devenir au degré que porte le sommeil. Puis
« rien ne dit que cet état anémique, qui paraît faire partie
« des conditions inhérentes au sommeil normal, en soit la
« cause unique et suffisante. D'ailleurs, on ne doit pas
« oublier que les anémiques qu'on observe le plus habi-
« tuellement sont à peu près constamment hydrémiques,
« que leur sang pauvre coule plus facilement à travers les
« capillaires, qu'il faut par conséquent une contraction
« plus énergique pour lui faire obstacle, et que cette con-
« traction est peut-être insuffisante chez un certain nombre
« des malades dont il s'agit.

« Enfin, à supposer que le retard de la circulation dans
« les lobes cérébraux soit le fait principal dans le som-
« meil, et qu'il dépende surtout de la tonicité vasculaire,
« il faudrait tenir compte encore de l'action vaso-motrice et
« de son énergie qu'on n'a aucun moyen direct d'appré-
« cier ; chez les vieillards, par exemple, où l'anémie habi-
« tuelle du cerveau résulte d'un état athéromateux des
« artères cérébrales, et qui généralement dorment peu et
« mal, rien ne défend de penser, que la circulation encé-
« phalique, habituellement peu active, soit en même temps
« très-peu susceptible de se modérer sous l'influence vaso-

« motrice, dans la mesure nécessaire pour procurer un som-
« meil suffisant et paisible. Cela précisément à cause des
« altérations qui se prolongent déjà jusque sur les plus petits
« vaisseaux. De fait, ces vieillards ne semblent jamais très-
« éveillés, mais ne dorment guère profondément non plus. »

Quoique nous n'ayons pas dû parler ici de l'interprétation qu'on donne de l'insomnie dans l'anémie pure et simple du cerveau, alors que M. Potain fait allusion à ce qui
se passe chez les vieillards qui ont les artères athéromateuses,
et à propos desquels nous parlerons au chapitre « Ischémie par simple athérome », nous n'aurions pas pu séparer
l'opinion de cet éminent observateur en deux champs, sans
la rendre incompréhensible. Mais pour ce qui est de l'insomnie chez nos malades, atteints d'anémie cérébrale par
anémie généralisée, elle pourrait, je crois, s'expliquer par la
longue durée de la maladie, qui, par suite des troubles
graves portés à la nutrition générale, par le manque du
liquide sanguin, la substance cérébrale est en souffrance
continuelle, et dans cet état, le sommeil ne peut pas avoir
lieu. Mais, on peut me dire alors qu'il n'y a pas d'anémie s'il n'y a pas de sommeil, du moment que nous
avons admis le sommeil comme anémie-cérébrale. A cette
objection, je dirai que dans l'anémie qui produit le sommeil, il y a encore une quantité de sang suffisante pour la
nutrition de l'encéphale; celui-ci ne souffre pas, il est seulement dans l'impossibilité de fonctionner, il a de quoi
suffire à sa nutrition ; tandis que lorsque l'insomnie survient, c'est toujours à une période assez avancée de la

maladie que ce phénomène s'observe ; quand le sang est insuffisant pour la nutrition même de cet organe, et, de cet état de choses, il résulte que l'excitabilité des éléments nerveux est amoindrie, c'est-à-dire que ces effets sont moins énergiques et que l'épuisement est plus rapide. En raison même de la vitalité amoindrie des cellules nerveuses, l'excitabilité cérébrale est mise en jeu par les plus légères excitations, comme le simple bruit, de là l'insomnie. L'anomalie est donc double : d'un côté la réaction est faible, et d'autre part elle est provoquée par des impressions qui n'ont aucun effet à l'état normal. Cette double condition a été désignée par les médecins anglais, sous le nom de faiblesse irritable, ou excitable (1).

C'est ainsi que je comprends l'insomnie, et la douleur de tête, qui durent autant que les malades n'ont pas repris leurs forces.

Lorsque l'amélioration arrive, les phénomènes en question changent rapidement, comme dans la forme précédente.

Chez les enfants l'anémie cérébrale prend bientôt un tel degré de gravité, qu'on croirait avoir affaire à une compression du cerveau ; mais on sait combien les phénomènes morbides sont graves à cet âge, et, comment à la suite de a plus petite lésion, on voit chez eux des accidents cérébraux.

L'état comateux chez les enfants a été considéré comme

---

1. Jaccoud. *Loco cit.*

dépendant d'une congestion ou encéphalite ; mais Abércombie a montré que c'est à une anémie cérébrale que l'on a affaire dans ces cas.

En outre le coma a été constaté fréquemment par **M.** Parrot dans l'urémie, il n'est donc pas indifférent pour le médecin d'être fixé sur ce point.

C'est Marshall-Hall qui signala le premier chez les enfants les accidents cérébraux dépendant d'une anémie, en leur donnant le nom d'hydrencéphaloïdes.

L'anémie chez les enfants se manifeste dans un premier stade par l'insomnie, ou par un sommeil léger, accompagné des réveils en sursaut, et d'une impressionabilité excessive, et quelquefois du délire, celui-ci est encore plus fréquent peut-être que chez l'adulte, et il arrive dès le début de la maladie. Plus tard les enfants tombent dans une certaine prostration ; ils ont alors la face pâle, et refroidie, les pupilles immobiles, les paupières demi-closes, et sont plongés dans un coma plus ou moins profond ; et cependant l'alimentation reconstitue rapidement les forces, et tous les phénomènes qui précèdent disparaissent.

*Diagnostic.* Nous voici arrivé au problème le plus difficile : Reconnaître l'anémie cérébrale, la distinguer de l'Ischémie, de la congestion et des autres maladies du cerveau, comme l'hémorrhagie, le ramollissement et les tumeurs cérébrales, n'est pas toujours chose facile. Souvent encore il y a une difficulté très-grande pour savoir à quelle affection l'on doit rattacher les accidents cérébraux que nous venons d'énumérer, et que l'on peut rencontrer dans presque toutes les maladies de l'encéphale. La difficulté est donc ici dans la distinction de la congestion et de l'anémie; La congestion et l'anémie sont deux états opposés, et le traitement de l'une est nuisible à l'autre, il faut donc en présence des deux maladies qui se ressemblent le plus, faire cette distinction si importante.

Dans l'un et l'autre cas les malades se plaignent des mêmes incommodités, céphalalgie, troubles des sens, étourdissements et vertiges, incapacité de tout travail exigeant l'intervention de la mémoire, fatigue et insomnie chez tous les deux, délire, convulsions, paralysie, en un mot les symptômes que nous venons d'étudier sont accusés par les deux malades. Comment arriver au diagnostic? Il faut dans ces cas étudier l'habitus extérieur de ces deux malades, et l'on trouvera quelquefois que l'un est un homme robuste, jouissant d'une constitution jusque-là satisfaisante, sans aucun phénomène cardiaque, son pouls est dur, plein et fort; et, l'autre est une femme habituellement maigre, pâle, qui a le pouls faible, et des fréquentes palpitations cardiaques, accompagnées souvent de migraines; en auscultant le cœur on trouve à la base un bruit de souffle doux, intermittent, ou continu dans les vaisseaux du cou, et qu'en outre, elle a des troubles dans la menstruation; que l'on soumette le premier malade à un traitement spoliateur, que l'on prescrive au second une médication tonique, et une alimentation reconstituante, ils pourront guérir tous les deux. Et pourtant l'un était atteint d'une congestion passive, (car je ne crois pas qu'on puisse rencontrer une congestion active sans altération des vaisseaux et par conséquent ce n'est plus de la simple congestion) et l'autre était atteinte d'une anémie cérébrale.

Comment a-t-on fait ici le diagnostic ? Ce n'est pas certes par les phénomènes cérébraux qui ont été les mêmes chez les deux malades, mais par les phénomènes concomitants et par l'état général.

Mais à part ces signes distinctifs il y en a de plus précieux, et qui sont dus à M. Piorry (1) et à Marshal-Hall (2), c'est en somme l'influence exercée sur l'état du malade par la position élevée ou déclive de la tête. Dans l'anémie cérébrale la position déclive de la tête, loin d'aggraver les accidents les diminue au contraire, de sorte que les malades cherchent toujours cette position. Dans les états congestifs, cette situation aggrave le malaise et les malades sont obligés de garder la position assise, même pendant la nuit. Si dans l'un ou l'autre cas des phénomènes cérébraux se produisent, chez les malades atteints d'hypérémie cérébrale, c'est au moment même où ils penchent la tête, que ces accidents éclatent ; chez les anémiques au contraire c'est quand ils redressent la tête que surviennent les vertiges et les autres symptômes.

Quelquefois pourtant l'abaissement de la tête produit ce vertige même chez l'anémique, mais c'est un vertige momentané qui disparaît presque immédiatement en gar-

---

1. *Loco cit.*
2. *Loco cit.*

-dant toujours la tête baissée. Le diagnostic de l'anémie et de la congestion cérébrale est d'autant plus important à faire, que pendant longtemps, l'on mettait sur le compte de la congestion, les symptômes qui sont sous l'influence de l'état opposé du cerveau, et l'on comprend l'importance clinique qui s'y rattache lorsque une erreur de diagnostic pouvait avoir les plus fatales conséquences. Les accidents bien loin de se calmer devenaient effrayants lorsqu'on saignait des anémiques. Dans les observations que nous avons rapportées à la physiologie pathologique de ce chapitre, on voit des faits de ce genre ; il faut donc éviter la confusion. Le plus souvent on y arrivera au moyen des signes que nous venons d'énumérer.

Pour ce qui est de la congestion cérébrale apoplecti-forme, l'on doit à Trousseaux (1), d'avoir dans une de ses leçons fait observer combien l'on a exagéré son importance, et combien est rare cette congestion. Mais il y a une difficulté plus grande encore à reconnaître l'anémie cérébrale, alors qu'à la suite d'une ischémie il se fait une congestion secondaire et que ces deux états différents existent en même temps, quoique dans des points différents de l'encéphale.

La distinction devient facile lorsqu'un de ces deux états, anémie et congestion, l'un prédomine.

Mais pour ce qui est de la congestion qui succède à l'ischémie, il faut tenir compte des causes qui ont amené ce dernier état morbide, et comment les phénomènes se sont enchaînés.

---

1. Trousseaux. *Clinique médicale de l'Hôtel-Dieu.* 2<sup>me</sup> édition.

Nous reviendrons du reste en temps et lieu sur cette distinction.

Qu'il y ait pâleur du visage, ou pléthore cela n'indique rien sur la facilité du diagnostic, car un anémique peut avoir les joues rouges, et chez le pléthorique la pâleur peut exister aussi, comme cela se trouve constaté par les nécropsies. On a vu des individus dont la face était rouge, vultueuse, violacée pendant la vie chez lesquels l'autopsie n'a démontré aucune congestion du cerveau, et le visage peut être pâle, chez les individus dont le cerveau est réellement le siége d'une hypérémie intense (1).

Les troubles cérébraux déterminés par quelques substances médicamenteuses comme la digitale, le sulfate de quinine ou la belladone, seront distingués d'après les renseignements donnés par le malade, d'après ses antécédents morbides, comme aussi d'après l'examen des appareils circulatoires, etc.

Lorsque à la suite de maladies graves les convalescents sont pris d'agitation et de délire, c'est à l'anémie qu'il faut songer tout d'abord.

La même remarque s'applique aux hémorrhagies et surtout à celles qui suivent la parturition, mais il faut dans ce dernier état bien examiner la malade, faire l'analyse qualitative des urines pour voir si on n'a pas affaire à une urémie, et, c'est surtout à la période comateuse qui peut exister dans les deux maladies qu'on doit faire le diagnostic ;

---

1. Potain. *Loco cit.*

les urines et l'abaissement de température dans l'urémie éclaireront le diagnostic.

Chez les enfants c'est en considérant l'évolution de la maladie et l'absence de tout symptôme caractéristique d'une inflammation méningitique ou cérébrale, qu'on pourrait distinguer, les accidents liés à une anémie suite de convalescence.

L'opthalmoscopie rend depuis quelque temps des services considérables dit-on, dans les affections cérébrales. C'est ainsi que lorsqu'il s'agit d'un état de cerveau dépendant de l'anémie générale, il montre au fond des deux yeux un état anémique, si au contraire l'anémie locale est due à une compression forte et étendue, on trouve au contraire des signes de stase veineuse, ainsi l'état d'anémie cérébrale se montre sur la rétine par une coloration blanchâtre avec les vaisseaux moins turgides qu'à l'état normal, le même phénomène se passant dans le cerveau, se présente aussi à la vue de l'observateur.

Mais c'est là une considération purement théorique que nous ne ferions pas mal d'effacer. M. Bouchut le dit peut-être, mais je défie à celui qui manie le mieux l'ophthalmoscope à Knapp lui-même, de pouvoir poser le diagnostic d'anémie cérébrale à l'inspection du fond de l'œil.

C'est donc seulement par l'ensemble des signes de cet état morbide qu'on peut arriver au diagnostic, aucun d'eux pris isolément ne pourrait permettre d'en assurer l'existence. Ici comme dans d'autres organes c'est à une réunion des signes que l'on peut arriver à un diagnostic quelque peu précis.

Il y a toute une profession dans la société dont les membres sont souvent atteints d'anémie cérébrale : ce sont les cuisiniers ou mieux les cuisinières.

Elles sont constamment soumises à l'action délétère de la fumée de charbon. Il se produit chez elles à la longue une véritable intoxication par l'oxyde de carbone, qui détermine tous les accidents de l'anémie cérébrale. Il ne faut donc jamais négliger avant de poser son diagnostic d'interroger les malades sur leur profession.

Mais nous devons encore distinguer l'hémorrhagie cérébrale et le ramollissement de cette simple anémie, car quelques phénomènes communs existent dans ces affections si diverses et l'on a rapporté des faits qui ont été pris avec quelque apparence de raison pour des hémorrhagies ; ainsi M. Bouillaud (1) cite l'observation d'un homme qui avait été atteint d'hémiplégie et qui mourut après 12 jours avec des phénomènes graves du côté du cerveau ; on avait cru à une hémorrhagie, à l'autopsie on ne trouve aucun foyer sanguin, mais la substance cérébrale teinte en rouge, on ne parle pas des vaisseaux.

Morgani rapporte, d'après Fabricuis qu'une femme étant tombée morte subitement, on trouva le cerveau sain, les artères, les veines et les sinus étaient vides (2).

Sevelinges parle aussi d'une femme qui semblait frappée d'apoplexie, et que les toniques, et les antispasmodiques

1. *Journ. Hebd.* 1835. t. A. p. 385.
2. Morgani. *Epistola.* V. art. 24.

rétablirent (1). Enfin nous l'avons déjà dit dans la symptô-
matologie, l'anémie cérébrale a provoqué des symptômes
d'apoplexie, de paralysie, et ces phénomènes ne sont pas
une nouveauté pathologique, ils sont connus depuis longtemps.

Th. Bonet l'avait admise (2), mais une observation de
Willis, lui en fit suspecter la justesse. Il s'agissait d'un cas
d'ossification et d'oblitération de la carotide interne droite,
chez un phthisique, qui n'eut cependant pas d'apoplexie (3). Mais comme on ne sait pas à quel degré cette
altération était portée, on a peine à croire à l'absence des
phénomènes apoplectiques ; cependant la chose est possible, puisque les dilatations collatérales étant considérables, pouvaient ainsi établir aisément la compensation. Mais
l'apoplexie par inanition a été admise des temps les plus
reculés.

Sydenham (4), Bœrrhave (5), Mangold (6), Pezold (7),
Dehaen (8) etc., ont admis cette apoplexie, qui est l'anémie cérébrale rapide ; et les faits nouveaux, observés par

---

1. Sevelinges. *Ancien journal*, 1758. t. VII. p. 428.
2. Gintrac. *OEuvr. cité.* p. 546.
3. Sepulchretum. t. I. p. 82. obs. VI.
4. Opera p. 388.
5. *De morbi vervorum* p. 643,652.
6. Apoplexiae plures practai sanguineam et serosam dori species.
1765 § XIII.
7. *De Apoplexia ex inanitione.* Gœttingue. 1783. § III.
8. Dehæn. *Ratio medendi*, t. IV. p. 183.

MM. Andral, Graves, Trousseaux et par Marotte (1), prou-
vent l'assertion des auteurs anciens, relativement au délire
par inanition et à l'état apoplectique dans l'anémie qui est
le résultat de cette inanition.

On a vu des spasmes, des convulsions, et des accès
épileptiformes chez des individus pâles, dont le pouls était
réduit à 50, 40, et 30 par minute (2).

Je ne fais que citer ces faits pour que l'on soit à même
d'y penser, lorsqu'il s'agira de faire le diagnostic, et c'est
aux chapitres suivants, que nous tâcherons d'établir le diagnostic différentiel.

Mais nous devons insister plus que nous ne l'avons encore
fait sur le phénomène vertige, car celui-ci se rencontre,
comme on le sait, comme un des premiers phénomènes de
l'épilepsie, et le diagnostic a une très-grande importance.

Le vertigineux épileptique, dit notre savant maître M. le
Professeur G. Sée, tombe n'importe où, et il perd connaissance complètement, il se mord la langue, il se fait des
blessures ; tandis que le vertigineux anémique a le temps
toujours d'appeler au secours, lorsqu'il doit tomber, et il
choisit presque l'endroit, il ne tombera que rarement dans
la rue, car il marche lentement, il a peur de tomber ; l'autre, l'épileptique ne sait jamais prévoir le moment de l'attaque, il sait après, qu'il a eu une sensation « d'aura »,
mais au moment où il tombe, il n'a pas cette notion. De

---

1. *Bulletin de thérapeutique* 1854. p. 509.
2. Gintrac. *Loco cit.*

plus le vertigineux anémique, je l'ai déjà dit, a une sensation qui lui fait croire que les objets tournent avec lui, l'épileptique n'a jamais cette sensation, car il n'a pas le temps d'analyser les phénomènes rotatoires (G. Sée, leçons orales 1873).

Dans le vertige anémique, il n'y a qu'une perte de connaissance peu prononcée, les individus reprennent immédiatement leurs sens, tandis que l'épileptique présente une perte complète de connaissance, lors même qu'elle ne sera que de peu de durée.

Le vertigineux épileptique devient à l'instant même de l'attaque d'une pâleur cadavérique, mais bientôt on observe la coloration rouge de la face ; au contraire chez l'anémique, le visage ne se décolore pas aussi vite, et la pâleur reste sans être intense pendant quelques heures, le regard est naturel chez l'anémique, il n'est pas de même chez l'épileptique.

Enfin pour savoir à quoi tient le phénomène vertige, il faut prendre en considération qu'il se rencontre par une action réflexe, dans les vers intestinaux, le vertige a stomaco lœso (1), l'ivresse par l'iodure de potassium, par la nicotine déterminent aussi ce phénomène (2).

Il faut par conséquent remonter à la cause même de ces vertiges, pour arriver au diagnostic. Mais il faut aussi tenir compte de leur apparition ; ainsi l'épileptique peut avoir plu-

---

1. Trousseaux. *Loco cit.*
2. G. Sée. *Leçons orales.* Paris, 1873, Janvier.

sieurs attaques par jour, tandis que l'anémique n'en a pas
aussi fréquemment, du moins il n'en a pas plusieurs
par jour, et de plus l'attaque de l'anémique disparaît dès
qu'on met la tête du malade sur un plan horizontal,
il n'est pas de même pour l'épileptique.

*Pronostic.* D'une manière générale on peut dire que la gravité de l'anémie cérébrale, dépend des causes qui l'ont engen-
drée, si c'est à la suite d'une maladie grave qu'on observe les
accidents, le pronostic aura une certaine gravité, en ce sens,
qu'ils sont l'expression d'un état général grave du malade.
Nous avons vu comment l'inanition et le délire qui en résulte
dans ces circonstances, sont des signes très-fâcheux. Mais
si l'anémie cérébrale tient à une anémie générale à la suite
d'une perte abondante de sang, les accidents peuvent encore avoir une intensité assez grande pour qu'une syncope mortelle les suive. Bien plus si l'on fait une erreur de diagnostic,
qu'on prenne pour une congestion, ce qui est de l'anémie,
et qu'on saigne les malades, les accidents sont alors bien
plus graves, la perte la moins considérable de sang chez
un anémique devient d'une gravité qui n'est que médiocre
dans des conditions opposées.

En outre si les phénomènes se prolongent on aura à
redouter de graves perturbations dans la santé générale de
ces malades, les diverses formes d'aliénation mentale peuvent être la conséquence d'un état pareil. Il faut avant tout
tâcher de bien faire le diagnostic et ensuite traiter les malades en conséquence, c'est par ces moyens seuls qu'on
pourra arriver à rétablir la santé si ébranlée des malades,

et quelquefois on obtient assez rapidement la guérison.

*Traitement.* — L'anémie que nous venons d'étudier guérit en général assez facilement au moyen des médicaments, comme le fer, le quinquina, des vins généreux; et par le bromure de potassium, lorsque surtout il y a une céphalalgie et insomnie intense, le chloral rend même dans ces cas de grands services.

Mais avant d'instituer un traitement quelle est la conduite à tenir lorsqu'on est appelé près d'un malade qui vient d'avoir une attaque? D'abord il faut faire son diagnostic et se convaincre que l'on a bien affaire à une anémie et non à une congestion cérébrale ; on comprend l'importance thérapeutique que l'on doit rattacher à faire cette distinction dès le début.

Deux indications sont ensuite à remplir : augmenter l'afflux du sang au cerveau, ce que l'on obtient par la compression de l'aorte abdominale et des artères du membre supérieur, administrer du vin, de l'eau-de-vie, et, dans l'intervalle une potion stimulante contenant dans un véhicule approprié, de l'eau de menthe par exemple, une dose d'acétate d'ammoniaque, 6, 8 ou 10 grammes, et 30 grammes de sirop d'éther ; on aura soin en outre de tenir le malade bien couvert, et on pourra aussi appliquer des sinapismes aux extrémités inférieures, si l'hémorrhagie est arrêtée, ces moyens suffisent généralement; dans le cas contraire si l'on voit que la vie est en danger, il faut recourir à la transfusion si la chose est possible.

Pour ce qui est de la position à donner aux malades,

celle qui a été conseillée par M. Piorry est peut-être la plus
avantageuse ; il prescrit de coucher le malade la tête
plus basse que le reste du corps, et de lever les bras en
l'air, de cette façon le sang arrive immédiatement au cerveau et le malade se trouve bien aussitôt, c'est cette même
position que l'on doit mettre en usage toutes les fois que
l'on aura à soigner des convalescents qui gardent le lit ;
il faut aussi recommander aux malades de ne pas faire des
mouvements brusques dans leur lit, il faut leur défendre
de se lever trop tôt, car une syncope mortelle pourrait en
survenir faute de cette précaution. Pendant tout le temps de
l'anémie cérébrale il faut s'adresser à la cause première.
C'est donc l'anémie générale que l'on tâchera de combattre,
et c'est au moyen des toniques que l'on y arrive habituellement ; chez les enfants il faut aussi éviter soigneusement
toute erreur de diagnostic, et n'appliquer dans aucun cas les
sangsues, ni autre traitement débilitant, qui aggrave les
accidents au lieu de les amoindrir.

On arrêtera par les moyens ordinaires la diarrhée qui
est chez eux la cause fréquente de l'anémie du cerveau, si
c'est le sevrage qui les a provoqués, il faut donner aux
enfants une alimentation lactée, et s'il s'agit des enfants
plus âgés il faudra administrer la viande crue, mais il ne
faut pas en abuser, car son usage peut produire à la longue des vers intestinaux, par conséquent c'est encore une
cause d'aggravation des accidents cérébraux. Enfin, selon
Marshall-Hall on pourrait administrer avec succès le musc
de 10 à 20 centigrammes, en lavement ou potion, l'extrait

de quinquina est aussi un bon médicament pour cette maladie.

Enfin on recommandera aux adultes anémiques, à ceux qui ont souvent des syncopes, d'avoir auprès d'eux la liqueur d'Hoffmann, qu'ils prendront à la dose de 10 à 15 goutes, ou la teinture ammoniacale de sylvius qui est encore plus puissante.

Enfin Chapman (1) « admettant que dans les cas où l'anémie cérébrale n'est pas produite par une hémorrhagie, et, qu'elle est entretenue par une congestion de la moëlle, ce médecin conseille l'application permanente de la glace sur la région cervico-dorsale, le froid dissipe la congestion rachidienne et détermine par compensation un reflux cérébral ». Je ne connais pas l'influence de cette méthode, et je ne crois pas qu'elle puisse avoir quelques effets, alors qu'il s'agit de reconstituer la quantité de sang perdue qui est comme nous l'avons étudié jusqu'ici, la cause première de tous les phénomènes qu'on y observe.

Le bromure de potassium agirait dans l'anémie cérébrale en contractant et en augmentant la tension artérielle, lorsqu'il y a un abaissement considérable, et c'est surtout pour combattre le vertige qu'on doit l'administrer, à la dose de 3 grammes par jour, (G. Sée). Il faut ainsi administrer les alcalins qui ont la propriété de hâter l'oxydation du sang, mais il ne faut jamais oublier de combattre la cause de l'anémie cérébrale.

---

1. Jaccoud. *Loco cit.*

# CHAPITRE III.

ANÉMIE CÉRÉBRALE A LA SUITE DE LA LIGATURE DE LA<br>CAROTIDE PRIMITIVE.

## § I.

*A.* — Comme nous l'avons déjà fait observer, les auteurs
qui ont traité ce sujet, ont étudié dans une même étude
l'anémie et l'ischémie; aussi parmi les causes de l'ischémie
cérébrale, ces auteurs ont compris la ligature du tronc
carotidien.

Mais ainsi que le fait si justement observer M. le professeur Broca, la ligature de la carotide donne lieu à une
anémie et non à une ischémie cérébrale. Cette distinction
importante doit être conservée, si l'on veut expliquer nettement les phénomènes qui résultent par suite de telle ou
telle cause capable de produire ces deux états morbides.

Les conséquences de la ligature d'un de ces vaisseaux,
fournissant à l'encéphale, avaient déjà éveillé l'attention des
auteurs anciens, et les premières expériences faites dans ce
but datent de loin.

Les médecins Arabes nommaient les artères carotides
« veines apoplectiques, » cela prouverait qu'ils donnaient

une importance capitale à l'exercice régulier de la circulation cérébrale, sur les fonctions de l'encéphale.

Mais pour démontrer les accidents qui surviennent à la suite de la ligature de la carotide, il nous faut recourir aux expériences faites sur les animaux, et analyser les observations complètes de ligature de la carotide et les suites de cette opération, que possède la littérature médicale.

Le passage suivant prouve que les effets de la « compression ou de l'obstruction des vaisseaux carotidiens ont » été connus des auteurs anciens :

« Rufus d'Ephèse s'exprime ainsi : Arterias per collum » subeuntes carotides, id est somniferas antiquos nomi- » nasse quoniam compressæ hominem sopore gravabant, » et Galien cherche plus tard à constater par l'expérience les effets de la ligature de ces vaisseaux sur les animaux, attribuant à la constriction simultanée des nerfs les phénomènes observés par ses prédécesseurs.

Avicenne, Valverdus, constatent la perte de la motilité et de la sensibilité; Emettus, Valsava commencent sur des chiens des expériences que Drelincourt, Dionis, Lamur, Van Swieten, Bichat, et dans ce siècle, Kellie, James Spence, Mayer de Boon, A Cooper, Jobert de Lamballe, Haunois, Breschet, Miller, Alexandrini, Brown-Séquard, Michel de Strasbourg, Ehrmann, etc., continuent et répètent un grand nombre de fois sur des chiens, des chevaux et des lapins.

Ces expériences eussent démontré l'inocuité de la ligature de la carotide, si les faits observés chez l'homme ne

leur eussent donné sur bien des points un éclatant dé-
menti. (1)

Un des premiers patients, celui sur lequel Abernethy
lia la carotide en 1804, était mort avec des convulsions
suivies d'hémiplégie ; malheureusement les expériences
d'A. Cooper, liant avec succès les deux vertébrales et les
deux carotides sur un chien, empêchaient de donner aux
faits malheureux observés sur l'homme l'importance qu'ils
auraient dû avoir.

En 1845 parut dans le « *London médical gazette* »
un remarquable travail de Norman Chevers sur les effets
produits par la ligature des carotides sur la circulation
cérébrale, ce mémoire fut le point de départ de recherches
nouvelles et de nouveaux travaux.

Il nous paraît peu important de rapporter ici les résultats obtenus par les auteurs dont nous venons de parler
dans les expériences faites sur les animaux. Ces expériences
sont nombreuses, mais ce serait démontrer l'inconvénient
une fois de plus que d'appliquer à l'homme les conclusions tirées d'expériences pratiquées sur le chien ou le
lapin, surtout lorsqu'il s'agit des facultés cérébrales.

Cependant, il faut le reconnaître, il a été utile de re-
chercher d'abord « *in anima vili*, » ainsi que le dit
M. Lefort (2) avant de la tenter sur l'homme, une opération
d'une telle gravité, mais aujourd'hui que l'expérience
« *in corpore homano* » a été faite si souvent, main-

---

1. Lefort. *Dict. des sc. méd.* t. XII. p. 663.
2. Lefort. *Loco cit.*

tenant que nous avons pour nous éclairer l'histoire d'un grand nombre d'opérés atteints de convulsions, du coma, d'hémiplégie, en un mot de tous les phénomènes qui dépendent d'une anémie cérébrale par suite de la ligature du tronc de la carotide primitive, nous devons tirer de l'étude de l'observation faite sur l'homme, toutes les applications pathologiques.

La ligature de la carotide primitive fut pratiquée pour la première fois (1), en 1805, par A. Cooper, dans le but de guérir une tumeur anevrysmale, etc. Puis enfin d'autres médecins, parmi lesquels il faut citer Preston et Jacobi, considérant que les convulsions épileptiformes paraissent précédées ou suivies de congestions cérébrales, pensèrent qu'en modifiant profondément la circulation intra-crânienne, on obtiendrait la guérison de cette grave maladie.

Mais l'opinion de M. Brown-Séquard, basée sur ses expériences et sur celles de Kussmaul et Tenner, opinion qui, pour le dire en passant, est que l'épilepsie, au contraire, est précédée ou accompagnée d'une anémie de la pulpe cérébrale, due au resserrement des vaisseaux, qui se contractent sous l'influence des nerfs vaso-moteurs, par conséquent vint contredire les idées, ingénieuses sans doute, mais purement théoriques des précédents observateurs.

Cependant M. le professeur Richet — (2) dit que cet accident survient rarement à la suite de la ligature de la caro-

---

1. Broca. *Traité des Anevrysmes*. Paris
2. Richet. *Dict. de Méd. et chir.* t. VI. p. 402.

tide, et qu'il trouve son explication dans un état autre que l'anémie ; pourtant les attaques épileptiformes ont été observées assez souvent après la ligature de ce vaisseau.

Comme je viens de le dire dans les premières lignes de ce chapitre, on avait reconnu depuis fort longtemps que l'interruption de la circulation dans les carotides pouvait provoquer les phénomènes que nous voyons dans l'anémie cérébrale, et l'on cite une expérience de Colombus (Richet) qui put, au milieu d'une nombreuse assistance, déterminer une défaillance subite chez un jeune homme, en lui comprimant les carotides.

De nos jours, Jacobi, Caleb, Parry, J. Erhmann (1), Brown-Séquard, Kussmaul et Tenner ont repris et étudié cette question suffisamment.

L'anémie cérébrale à la suite de la ligature de la carotide primitive, de même que les phénomènes qui accompagnent cette anémie, diffèrent suivant qu'on les étudie sur les animaux ou sur l'homme.

Les résultats obtenus sur les animaux sont variables, et les auteurs ne s'accordent pas à ce sujet. Mayer remarque, à la suite de la ligature des deux carotides, des accidents graves, tels que des vomissements, de l'assoupissement, la perte de l'œil chez le chien et la chèvre, qui cependant le plus ordinairement peuvent se rétablir ; mais cet auteur a vu cette même opération déterminer la mort chez le cheval.

---

1. Ehrmann. *Loco cit.*

Van Swieten, Breschet, Jobert, surtout ce dernier, déclarent que la ligature d'une ou des deux carotides, chez le chien, occasionne rarement des accidents sérieux ; il en serait de même pour le cabiais et le lapin ; mais ils s'accordent tous avec Mayer, pour affirmer la gravité de la ligature simultanée des deux carotides chez le cheval, cela tiendrait, selon Jobert, au peu de volume qu'offrent les vertébrales chez ces animaux.

D'un autre côté, comme nous l'avons déjà dit, A Cooper aurait lié successivement les deux carotides, puis les deux vertébrales chez le chien sans déterminer la mort ; mais la même expérience répétée par J. Ehrmann et Michel, également sur un chien, l'a tué au sixième jour. Ces expériences contradictoires tiennent probablement à la méthode opératoire.

Chez l'homme, où les occasions d'observer les phénomènes qui succèdent à la ligature d'une et même des deux carotides se présentent fréquemment, on a constaté des différences non moins grandes.

Les perturbations quelles qu'elles soient sont loin d'être constantes (1), dans le plus grand nombre des cas, les opérés n'ont éprouvé que des troubles plus ou moins légers et fugitifs, et beaucoup même n'ont rien éprouvé du tout (2).

Voici d'après les statistiques les plus récentes dans

---

1. Richet. *Ouvrage cité.*
2. Richet. *Ouvrage cité.*

quelle proportion seraient survenus des accidents plus ou moins sérieux (1).

Sur 241 cas de ligature, et après avoir rejeté 16 cas où l'on avait opéré sur les deux carotides, et 6 autres où l'opération avait été faite pour des accidents épileptiformes ou autres et qui ne peuvent entrer en ligne de compte, M. le professeur Lefort a relevé 73 cas suivis d'accidents variables plus ou moins graves qu'il appelle cérébraux, et que M. Richet pour ne pas préjuger la question préfère désigner sous le nom de *dépendants du système nerveux.* La proportion serait donc de 30 pour 100. Il suffira d'ailleurs, pour mettre en évidence la gravité de ces accidents, de dire que sur ces 75 cas la mort est arrivée 54 fois, ce qui donne l'énorme proportion de 73, 9 pour 100. Ces accidents cérébraux constituent donc une des complications les plus sérieuses de la ligature, puisque à eux seuls ils figurent pour 54 dans la nécrologie des 241 opérations, donnant ainsi une proportion de 22, 4 pour 100. C'est exactement la proportion à laquelle était arrivé, de son côté, J. Ehrmann (2) qui, sur 187 cas, avait trouvé 42 morts par des accidents anémiques, soit 22 pour 100 et une fraction.

Quant à la mortalité totale, après la ligature de la carotide, elle varie suivant qu'on fait rentrer dans la statistique tous les faits de ligature indistinctement, ou bien qu'on en

1. Richet. *Loco citat.*

2. J. Ehrmann. *Thèse sur l'anémie cérébrale.* Strasbourg. 1858.

élimine un certain nombre comme pouvant changer les résultats.

Sur un chiffre brut de 259 opérés, sans distinction aucune, M. Lefort relève 94 morts, soit une mortalité de 36 pour 100. Mais, éliminant avec soin les cas sur lesquels on n'a que des renseignements sans authenticité suffisante, et ceux où l'opération a été faite pour des anévrysmes par la méthode de Brasdor, ou comme préliminaires d'autres opérations, ou pour l'épilepsie et la névralgie, et dédoublant enfin les cas où les deux carotides ont été liées, mais à distance et non simultanément comme dans le cas de Mott, où la mort était certaine, il arrive à un chiffre de 206 opérations et de 63 morts, soit 31, 5 pour 100.

Voici le tableau instructif qu'il a dressé de ses opérations par catégories :

| | opérés. | guéris. | morts. | pour 100. |
|---|---|---|---|---|
| Pour anévrysmes, par la méthode d'Anel. | 52 | 34 | 18 | 34,6 |
| Pour plaies . . . . . . . . . . . . . . . | 68 | 45 | 23 | 33,8 |
| Pour tumeurs . . . . . . . . . . . . . | 86 | 62 | 24 | 27,8 |
| | 206 | 144 | 65 | 31,5 |

Or, ce chiffre de 31, 5 pour 100, ne diffère pas beaucoup de celui de Porta, qui sur 132 cas de ligature indistinctement, compte 35 cas de mort, soit 26 pour 100 ; ni de celui de Thomas Inman qui, sur 40 opérations, trouve 11 morts, soit 27 pour 100. Mais il s'éloigne sensiblement de ceux de Philipps, qui ne relève que 20 pour 100, et de M. le Professeur Broca, 42 pour 100.

Le chiffre de la mortalité générale après la ligature de

la carotide étant de 31 pour 100, et celui de la mortalité par les troubles dépendant du système nerveux de 22 pour 100, la différence soit 9 pour 100, doit être attribuée aux autres accidents, tels que les hémorrhagies, soit primitives, soit consécutives, les phlegmons, les érysipèles, etc.

Ces derniers accidents, hémorrhagies, phlegmons, érysipèles, sont communs à toutes les ligatures en général ; et d'ailleurs ceux qui, comme les hémorrhagies, peuvent offrir quelques particularités propres aux carotides, n'entrent pas dans notre sujet.

Je n'ai donc plus à m'occuper que des accidents qui sont le résultat des perturbations apportées aux fonctions du cerveau et des nerfs par la ligature placée sur le tronc carotidien.

M. le Professeur Richet (1), pour la raison que la ligature de l'artère est en même temps placée sur les nerfs qui animent les parois artérielles, appelle « *accidents dépendants du système nerveux* », et non pas accidents cérébraux comme on le dit généralement. Quant à nous, nous croyons que la dénomination d'accidents cérébraux dans le sujet que nous traitons doit prévaloir, attendu que les accidents nerveux de toute nature ont pour cause première, les troubles de la circulation cérébrale, dont l'anémie est la conséquence. Bien plus en admettant la dénomination de M. Richet « *dépendants du système nerveux* » on n'indique

---

1. Richet. *Dict. de méd. et chir.* t. VI. p. 405.

pas le siége de l'anémie, et cependant les accidents qu'on
décrit sont vraiment cérébraux. Ces accidents sont très-
variables, soit dans leur mode d'apparition, soit dans leur
forme, ou dans leur intensité; d'ailleurs ils se déroulent
rarement dans le même ordre. On peut cependant dit M.
Richet (1), par une étude attentive, les distinguer en
primitifs ou immédiats, et en consécutifs ou tardifs. De
plus, enfin , il en est de généraux, communs à tout
l'organisme. Il y en a qui sont limités à certains organes
ou à certaines fonctions. Les premiers doivent être évidemment rapportés à un trouble général de l'encéphale,
les seconds à une lésion localisée d'un lobe cérébral ou
d'un nerf; voici comment s'exprime M. Broca, au sujet
« de ces accidents nerveux (2). « Peut-être aussi, certains
accidents nerveux passagers ou durables, sont-ils dus à
« l'inflammation du nerf qui accompagne l'artère lié » et
M. Broca donne une observation à la page 479 (obs.12)
où il y avait une névrite du médian à la suite de la ligature
de l'humérale au bout inférieur, et il ajoute « qu'après la
ligature de la carotide primitive le pneumogastrique peut
être lié, et enflammé, c'est là ce qui donne lieu à des
phénomènes respiratoires dyspnée, etc.

Il faut ajouter que parmi les accidents que je viens de
mentionner, il en est quelques-uns qui tantôt apparaissent
immédiatement, tantôt tardivement; de même que des
phénomènes primitivement généraux ne tardent pas à se

1. Richet. *Loco cit.*
1. Broca. *Traité des anévrysmes*, p. 504.

localiser ; l'hémiplégie peut survenir ou de suite ou après quelque temps, comme nous le verrons, et M. Broca croit que cet accident peut avoir lieu même après deux mois ; nous montrerons, du reste, plus loin, une petite statistique à ce sujet.

Parmi les accidents primitifs, c'est-à-dire qui suivent presque immédiatement la constriction, il faut ranger les vertiges, la perte de connaissance, la stupeur, les éblouissements, les palpitations, les douleurs dans le côté de la tête correspondant à la ligature, une syncope passagère, parfois de légères secousses convulsives, et enfin divers autres troubles nerveux plus ou moins sérieux, tels que la toux, l'anxiété précordiale, la dysphagie, l'aphonie, des troubles de la vue, en un mot tous les phénomènes de l'anémie cérébrale.

La plupart de ces phénomènes primitifs sont généralisés à tout l'organisme, tels sont les vertiges, les éblouissements, la syncope, etc. D'autres sont localisés, l'aphonie, la dyphagie. D'autres, enfin, participent des deux, les secousses convulsives, par exemple, qu'on a notées parfois et qui s'étendaient à tous les muscles ou seulement à ceux du côté opposé à la ligature et les troubles de la vue affectant un seul œil ou les deux.

Ces accidents pourtant ne sont pas toujours graves, quelquefois ils sont légers ou fugitifs, mais d'autres fois aussi la syncope s'est prolongée, et les malades ont succombé peu d'heures après, comme dans le cas où V. Mott avait lié simultanément les deux carotides, et dans un fait analogue d'A. Key, où après la ligature de la carotide droite, le malade succomba rapidement ; à l'autopsie, on constata l'oblitération de la carotide gauche.

Les accidents consécutifs sont ceux qui apparaissent quelque temps après la ligature, c'est-à-dire après la brus-que interruption du sang dans les vaisseaux ; ceux-là sont généralement plus fixes, plus graves, d'autant plus qu'ils apparaissent un peu tardivement, c'est-à-dire vingt-quatre heures ou quarante-huit heures et plus après l'opération.

En première ligne il faut placer l'assoupissement auquel peut succéder un coma plus ou moins profond, pouvant se terminer par des convulsions, des contractions et la mort ; tous ces phénomènes sont, on le comprend, déterminés par l'anémie cérébrale au plus haut degré.

Mais une des manifestations des troubles cérébraux qui a une autre gravité plus grande que les symptômes précé-dents, c'est l'hémiplégie. Cet accident est aussi le plus fréquent, car M. Lefort (1) en a trouvé 45 exemples.

L'époque de son apparition est des plus variable et mé-rite d'attirer l'attention. Dans les observations où ce détail est mentionné, on l'a vu survenir :

Immédiatement, 3 fois.

Après une demi-heure, 1 fois.

Après quelques heures, 1 fois.

Après onze heures, 1 fois.

---

1. *Diction. des sciences médicales* et *gazette hebdomadaire de Méd. et chir.*

Le deuxième jour, 10 fois.

Le troisième jour, 4 fois.

Le quatrième jour, 2 fois.

Le cinquième jour, 2 fois.

Le sixième jour, 2 fois.

Le septième jour, 2 fois.

Le huitième jour, 2 fois.

Le onzième jour, 1 fois.

Le treizième jour, 1 fois.

3 semaines, 1 fois.

28 jours, 1 fois,

43 jours, 1 fois.

4 mois, 1 fois.

Peut-on expliquer par l'arrêt subit de la circulation cérébrale les hémiplégies qui se sont montrées quelques heures après l'opération ? Peut-on, comme l'a fait Bérard, et surtout M. Ehrmann (1), les attribuer à des anomalies du cercle artériel de Willis, anomalies ne permettant que difficilement l'établissement d'une circulation collatérale. Cette théorie ne peut pas rendre compte des accidents qui arrivent, non dans le moment même de la ligature, mais seulement quelques heures après.

En effet, dit M. Lefort (2), si le cercle artériel est suffisamment développé, il n'y aura aucun accident ; si, il l'est incomplétement, les accidents devront être immédiats ; mais

---

1. Thèse de Strasbourg, 1857. *Loco cit.*
2. Lefort. *Loco cit.*

ils pourront diminuer graduellement à mesure de la dilatation des communicantes. Or, ce n'est pas ce qui existe.

Les hémiplégies les plus promptes à se montrer ne sont guère survenues que quelques jours après la ligature du tronc carotidien. Pourquoi cette rémission de quelques heures ? Il semble, dit M. Lefort, plus rationnel et plus conforme à l'observation, d'admettre que le sang arrêté dans la carotide se coagule le plus souvent jusqu'à la bifurcation du tronc carotidien, et quelquefois aussi dans deux carotides interne et externe; que dans ce dernier cas, la coagulation se faisant jusqu'à la première collatérale, c'est-à-dire jusqu'à l'ophthalmique, amène, soit une cécité complète, soit une faiblesse de la vue due à l'anémie de la rétine, ou bien que, se prolongeant jusque dans les centrales moyenne et antérieure, le caillot arrête au passage le sang qui, sans cet obstacle, reviendrait du côté opposé, vers le lobe central du côté opéré, et détermine ainsi quelques heures après l'opération, une anémie cérébrale unilatérale qui se traduit plus ou moins brusquement par une hémiplégie. Celle-ci offre ceci de remarquable, c'est que constamment elle siège, ainsi que le font remarquer la plupart des auteurs, dans les membres du côté opposé à la ligature et à la face du même côté, ce qui prouverait que le lobe qui souffre est celui dans lequel se distribuent les ramifications de l'artère liée. En général, il est suivi de désordres assez graves pour amener la mort. Néanmoins une malade de Magendie, un opéré de M. Richet et celui de Macauly, ont guéri. Cette hémiplégie est précédée quelquefois de prodromes, tels que délire, convulsions localisées dans les muscles de l'orbite (Sédillot). D'autres fois, quoique plus rarement, elle s'établit brusquement et sans prodromes.

Les hémiplégies se manifestant après quelques jours semblent devoir être attribuées à un ramollissement causé par la nutrition incomplète du lobe cérébral du côté opéré. Cette nécrobiose a été souvent prouvée à l'autopsie.

Dans un cas observé par Zeiss, de Dresde, l'hémiplégie n'apparut que trois mois après la ligature de l'artère.

Ce qu'il importe de faire ressortir maintenant, c'est que, même en supprimant les faits de ligature des deux carotides, ceux dans lesquels il existait déjà une affection cérébrale, ceux dans lesquels on avait lié la sous-clavière en même temps que la carotide, sur 370 cas, les accidents cérébraux ont été notés dans 100 cas (1), c'est-à-dire dans plus d'un quart, et 78 fois la mort en a été la conséquence, d'où il résulte que 78 fois sur 370, ou dans moins d'un cinquième des cas, les accidents d'anémie seuls ont causé la mort des malades par le fait de l'oblitération de la carotide primitive.

Contrairement à ce qui a lieu dans l'anémie par cause générale dans celle qui est le résultat de la ligature du tronc de la carotide primitive, on observe fort souvent une hémiplégie complète, correspondant à l'artère qui a été lié, et que lorsque par oblitération du tronc artériel, la

---

1. Lefort. *Loco cit.*

nécrobiose est le résultat fatal, c'est par une ischémie que l'on doit expliquer tous les phénomènes ; mais cela ne veut pas dire que puisque la ligature de la carotide détermine une ischémie, celle-ci n'aurait pas dû trouver place dans ce chapitre, car c'est une anémie que l'on a tout d'abord, les caillots ne se formant qu'après quelque temps.

## ANÉMIE CÉRÉBRALE A LA SUITE DE LA LIGATURE DES DEUX CAROTIDES.

### § II

*B.* —On serait tenté de croire, au premier abord, que la ligature des deux carotides déterminerait constamment la mort, par l'anémie intense qui en est le résultat ; mais cela n'arrive pas toujours ainsi, lorsque la ligature est faite à un certain intervalle.

M. le professeur Lefort (1) a pu réunir 23 observations dans lesquelles la ligature des deux carotides fut pratiquée.

Mott, nous venons de le dire, lia les deux carotides dans la même séance, le malade tomba immédiatement dans le coma et mourut quelques heures après. Dans tous les autres cas, un temps plus ou moins long s'écoula entre les deux opérations : cinq jours pour le malade de M. Ellis, trente-huit ans pour celui que Dupuytren opéra en 1819 et Robert en 1857 (Lefort).

---

1. Lefort. *Loco cit.*

Key, dans un cas où il avait lié la carotide droite pour un anévrysme de l'inominée, vit les accidents cérébraux paraître presque immédiatement après la ligature (1). Une heure et demie plus tard, la malade âgée de 61 ans paraissait dormir ; mais on s'aperçut bientôt que le sommeil était du coma, et la mort survint quatre heures après. On trouva à l'autopsie des lésions remarquables : la carotide gauche s'ouvrait dans l'aorte par un orifice à peine assez grand pour recevoir un stylet. Les vertébrales présentaient à peu près leur calibre normal. Ce fait se rapproche de celui de Mott, et on doit les considérer tous deux comme des exemples de mort survenue par arrêt subit de la circulation cérébrale.

On est donc amené à penser que la ligature des deux carotides, faite non plus simultanément mais à des intervalles plus ou moins éloignés, quelques jours, quelques mois, devrait être constamment suivie d'accidents cérébraux graves. Cependant il n'en est pas ainsi : Ellis (du Michigan) lia, à cinq jours d'intervalle, les carotides droite et gauche pour arrêter une hémorrhagie suite de plaie par arme à feu.

Mussey ne laissa passer que onze jours entre les deux opérations, faites pour guérir une tumeur érectile occupant presque toute la tête. Après la seconde ligature, le malade s'habilla lui-même et retourna en voiture dans un village.

La double ligature fut faite à des intervalles de cinq

1. Broca. *Loco citat.*

jours (Ellis), six jours (Williams) treize jours (Mussey) dix-sept jours (Weber), vingt-deux jours (Blackmonn), un mois (Mussey, Parker, Warreu), deux mois et demi (Kohl), quatre mois (Moeller), cinq mois (Wood), six mois et demi (Carnochau), huit mois (Robert), un an (Ullmann), cinq ans (Buenger), six ans (Rodgers et Van buren). Ce qui frappe déjà dans l'histoire de ces opérations si graves, c'est de voir que beaucoup de ces malades ont guéri sans accidents, mais l'étonnement augmente encore quand on voit la guérison survenir chez des malades qui, après la première ligature, avaient éprouvé des accidents graves d'anémie cérébrale.

Mais il y a une raison anatomique qui explique les faits de guérison après la ligature, c'est dans le développement des anastomoses qu'il faut chercher l'explication, dit M. Lefort (1). Ce développement a été prouvé par les autopsies des malades ayant succombé longtemps après la ligature de la carotide. En tout cas il résulte de ces diverses observations que quoi qu'on en dise la ligature des deux carotides dans une même séance détermine une anémie promptement mortelle, tandis que l'interruption de l'apport du sang à l'encéphale d'un seul côté, ne produit qu'une anémie passagère le plus ordinairement, et qui permet au malade de vivre, la circulation se rétablissant par les anastomoses et par le développement des artères collatérales. Tels sont les troubles divers qu'on observe chez l'homme à

---

1. Lefort. *Gazette hebd.*

la suite de la ligature de la carotide (1), et on comprend qu'ils sont beaucoup plus graves que chez les animaux, surtout si l'on considère que rarement chez ces derniers on s'est borné à la ligature d'une seule carotide, tandis que chez les premiers c'est dans presque toutes les observations, à un seul de ces vaisseaux qu'on s'est adressé.

On a beaucoup discuté sur la cause des accidents qui suivent la ligature des carotides, accidents qui ne ressemblent en rien à ceux qu'on observe à la suite de la ligature des autres vaisseaux. Mais on comprend que les carotides sont chargées de vivifier l'organe le plus important de l'économie, et que de plus elles sont situées dans une région où l'on est exposé à couper ou à lier avec les artères les nerfs importants dont la fonction est liée à la régularité de la circulation cérébrale, à la respiration. En cela les nerfs vaso-moteurs ont, comme le dit aussi M. Richet (2), une part importante dans la production de ces accidents.

C'est donc à l'anémie cérébrale qu'on doit attribuer tous les phénomènes qui résultent de la ligature du tronc carotidien, et notre savant maître M. le professeur Broca ne doute pas que tous les accidents qui suivent immédiatement l'interruption du cours du sang tels que les vertiges, la perte de connaissance, les éblouissements, la stupeur, la syncope, etc., ne soient dus à l'anémie cérébrale. C'est là aussi notre conviction, et nous savons que les expériences

---

1. Richet. *Dict. de méd. et chir.* t. VI. p. p. 406.
2. Richet. *Loc cit.*

d'Erhmann (1) ont prouvé surabondamment que lorsqu'on commence à lier le vaisseau, les accidents anémiques éclatent immédiatement, il a observé ces phénomènes *de visu* et pour cela ; après avoir par une couronne de trépan enlevé une partie d'un des pariétaux, chez un chien et enlevé aussi la dure-mère, il commença par lier d'abord la carotide, puis la vertébrale, ensuite les deux troncs à la fois ; or, aussitôt que le fil fut posé sur le vaisseau il observa que la partie du cerveau mise à nu devenait immédiatement exsangue et que lorsqu'il enlevait la ligature, le sang arrivait et colorait comme à l'état normal la substance cérébrale. Cette expérience comme on le voit est ingénieuse et facile à exécuter ; mais pour le manuel opératoire je ne saurais mieux faire que de renvoyer le lecteur au travail de l'auteur que je viens de citer. Le même auteur a pu observer encore dans la même expérience que les accidents coma, convulsions, etc., qui survenaient dès qu'on avait lié le tronc artériel, disparaissaient après un temps, très-court du reste, alors que la circulation intra-crânienne se rétablissait promptement par les collatérales que nous avons déjà indiquées.

Nous avons vu au contraire, et on le comprend facilement que la ligature simultanée des deux carotides chez l'homme, n'est plus compatible avec la vie, et détermine la mort par syncope prolongée. Mais il n'en est pas de même de l'oblitération lente, qui permet à la circulation

1. Ehrmann. *Loco cit.* p. 12.

collatérale de se rétablir. Davy cité par M. Lefort (1) a observé un cas dans lequel les quatre troncs vasculaires qui fournissent au cerveau le sang artériel étaient fermés à leur origine.

« Le malade était un officier supérieur, âgé de 55 ans, ayant eu, en 1834, une attaque de rhumatisme, et qui, en septembre 1835, se trouva tout à coup malade, avec une tendance marquée à de fréquentes syncopes et à des vertiges. Bientôt il se rétablit, les accidents disparurent ; mais on constata que le pouls radial ne battait ni à droite ni à gauche, et l'on ne trouvait pas de battements dans les carotides, les temporales, etc. Il mourut subitement le 11 janvier 1837, et l'on vit à l'autopsie que la crosse de l'aorte était le siége d'un volumineux anévrysme, que les gros vaisseaux qui en naissent étaient oblitérés; la carotide, la sous-clavière et la vertébrale gauche, dans une longueur de deux pouces au moins; la carotide ou la sous-clavière droite, très-rétrécies redevenaient perméables, grâce aux anastomoses, qui ramenaient dans la sous-clavière le sang des intercostales, de l'épigastrique et de la mammaire interne d'où il passait, par une circulation rétrograde, dans l'extrémité supérieure, restée imperméable, de l'innominée et de la carotide ». (N. Chevers. London and Gaz. 1845, t. XXXVI, p. 1144).

« La lenteur avec laquelle l'oblitération s'est produite, « peut seule nous expliquer comment la vie a pu être « compatible avec de pareilles lésions. »

Mais si une perturbation profonde et subite venait à être portée dans la circulation cérébrale, il est probable que, dans ce cas, on verrait survenir immédiatement des accidents cérébraux de la dernière gravité.

C'est en effet, ce qu'a observé V. Mott, de New-York, dans le seul cas où l'on ait lié dans la même séance les

1. Lefort. *Dict. des Sc. méd.* p. 661.

deux carotides. Quinze minutes s'écoulèrent entre chaque ligature ; la seconde fut suivie immédiatement de coma et le malade mourut quelques heures après.

C'est à l'anémie cérébrale que l'on doit attribuer la syncope qui s'est montrée parfois brusquement au moment où la striction du fil interrompait brusquement l'apport du sang dans un des lobes cérébraux ; les observations de MM. Huttin, Molina, Gordon Bach, nous montrent des exemples de cet accident (1).

Les accidents de l'anémie cérébrale, nous l'avons vu, surviennent ou immédiatement après la constriction ou la compression du tronc carotidien, ou bien plus tardivement, ainsi que nous l'avons montré ici. M. Lefort a dressé un tableau, où il classe le temps qu'ont mis les accidents à éclater, et pour l'hémiplégie qui est un des phénomènes les plus constants et les plus graves de l'anémie. M. Lefort a remarqué de même que notre maître, M. le professeur Broca, que cette hémiplégie ou même les autres accidents peuvent arriver même après plusieurs jours, ou 2 à 3 mois après la ligature du tronc carotidien, et à ce propos, M. Richet dit que l'on ne peut plus mettre sur le compte de l'anémie ces phénomènes qui arrivent tardivement, et, résumant ses conclusions, ce professeur ajoute (2), 1° « que « l'anémie cérébrale me paraît donner une explication « rationnelle de la plupart des phénomènes qui se mani-

---

1. Lefort. *Dict. des sciences méd.* p. 669.
2. Richet. *Loco cit.* p. 416.

— 99 —

« festent immédiatement et même consécutivement après la
« ligature de la carotide, quand ils sont généralisés à tout
« l'organisme. »

2° « Qu'il répugne à la raison et qu'il est contraire aux
« lois de la physiologie générale et de l'expérimenta-
« tion sur les animaux, de rapporter les phénomènes qui
« se manifestent plus ou moins tardivement, et sont loca-
« lisés dans un seul organe, ou à une seule partie du
« corps, à cette même cause de l'anémie. »

3° « Que ces derniers reconnaissent pour origine, soit
« une paralysie de la circulation capillaire dans le lobe
« cérébral correspondant à l'artère liée, soit à une lésion
« primitive ou consécutive des tronc ou filets nerveux qui
« accompagnent ou avoisinent la carotide » Ehrmann (1)
de son côté s'appuyant sur des données anatomiques, attribue les phénomènes survenus longtemps après la ligature
du tronc carotidien, au diamètre variable des artéres qui
composent le cercle artériel ; mais M. Richet (2) dit qu'en
supposant le cercle artériel développé incomplétement chez
un individu auquel on vient de lier la carotide, il est
bien plus probable et plus rationnel de supposer qu'il arrivera de deux choses l'une : ou les accidents d'hémiplégie
surviendront de suite, ou ils n'arriveront pas du tout, cette
théorie qui est défendue par Bérard et Bachelet (3) n'est

1. Ehrmann. *Loco cit.*
2. Richet. *Loc cit.* p. 443.
3. Bachelet. *Thèse de doct.* 1868. Paris.

pas absolument erronée ; mais je crois que la théorie de M. le professeur Lefort se rapproche beaucoup plus de la vérité. Cette théorie consiste à mettre sur le compte d'une embolie cérébrale occasionnée par un fragment de caillot détaché de celui qui oblitère la carotide interne, les phénomènes tardifs de la ligature, il explique ainsi les cas de nécrobioses cérébrales, observés par Packard et Stanley, auxquels il faut ajouter les cas de Maisonneuve, et il rapproche ces faits de ceux observés dans le ramollissement par thrombose cérébrale, qu'observèrent MM. Virchow, Charcot et Lancereaux.

Nous croyons donc que l'anémie cérébrale à la suite de la ligature du tronc carotidien peut avoir une marche plus lente, et les phénomènes graves ne survenir que lorsque la circulation cérébrale est profondément gênée.

Supposons la ligature d'un tronc seulement de la carotide ; les symptômes de l'anémie peuvent éclater brusquement, ou bien plus lentement, car les larges communications des artères carotides dans la cavité crânienne au niveau de l'hexagone artériel suffisent généralement pour rétablir la circulation, mais si cet état se prolonge on comprend que le tronc lié s'oblitère, et ses rameaux aussi ; car l'ondée sanguine ne traversant pas comme à l'état normal les vaisseaux carotidiens perdent peu à peu et leur élasticité, et leur contractilité, et comme l'on admet que les vasomoteurs sont toujours liés en même temps que le tronc carotidien, on comprend, que les vaisseaux artériels qui suivent l'artère liée deviennent des tuyaux inertes, les cail-

lots sanguins qui résultent de l'obstruction de l'artère par
la ligature gagnent le reste de ce vaisseau, et il arrive un
moment où la circulation cérébrale est complétement gênée;
elle l'est surtout du côté de la ligature, et alors les phénomènes dépendants de l'anémie cérébrale entrent dans une
nouvelle phase. C'est donc toujours à la cause première
de la production de l'anémie, c'est à la ligature qu'il faut
attribuer, l'hémiplégie, et les autres symptômes comme le
coma, le délire etc, etc.

C'est à cette même cause première que notre Maître
M. le Professeur Broca attribue tous les accidents que nous
venons d'étudier.

# CHAPITRE IV

DE L'ISCHÉMIE CÉRÉBRALE A LA SUITE D'UN CAILLOT
MIGRATEUR

## § 1ᵉʳ. — *Ischémie complète*

*A. Anatomie et physiologie pathologique.* L'ischémie
cérébrale comme conséquence d'un caillot venant oblitérer
une des artères cérébrales, est la forme la plus fréquente
et la plus classique des ischémies. En effet, on peut rencontrer et on rencontre malheureusement assez souvent,
tant chez les jeunes personnes que chez les vieillards une
ischémie de ce genre.

Van Swieten avait déjà soupçonné le déplacement et le
transport par le torrent circulatoire des caillots formés primitivement dans le cœur et l'oblitération des artères cérébrales par ces caillots.

Ce simple aperçu de Van Swietten fut vérifié et mis hors
de toute contestation par Legroux (1), qui, plus tard,
(1842), fit encore de nouveaux travaux sur cette question.

Ensuite viennent les travaux de Hasse, Rokitanski,

---

1. Legroux. *Thèse de 1827*. Paris. p. 17.

Schützenberger, puis Kirkes (de Londres) et Virchow (de Vürtzbourg), qui complétèrent les travaux des auteurs que je viens de citer en premier lieu.

Ce n'est pas notre intention de faire l'historique complet des auteurs qui se sont occupés de l'embolie, car ce serait sortir de notre sujet ; seulement nous avons voulu montrer que l'origine de l'ischémie apoplectiforme a été entrevue depuis les temps les plus reculés, que cependant on n'a pas interprété de la même manière les phénomènes que nous mettons aujourd'hui, à juste titre, sous l'influence de l'ischémie.

Legroux (1) est assez explicite sur la cause première de l'ischémie, c'est-à-dire sur l'embolie, et quoiqu'il ne parle pas de l'état morbide que nous étudions ici, il dit « la « coagulation du sang, sauf les cas d'artérite et phlébite, « n'est donc pas ordinairement un fait local, primitif, mais « un résultat secondaire d'une modification diathésique. » Bon nombre de mes observations, dit-il, établissent qu'avec des obstructions artérielles ou veineuses, il existe souvent des caillots cardiaques, des obstructions multiples dans les deux ordres de vaisseaux.

Quelles sont donc les conditions qui sont capables de donner lieu à cette ischémie embolique ? Quelles sont les artères le plus souvent oblitérées par des caillots migrateurs ? telle est la question que nous devons étudier ici.

Toutes les artères cérébrales peuvent être le siége

---

1. Legroux. *Gaz. heb*. 1856. p. 716. Des concrétions cardiaques.

d'une embolie et, par conséquent, tous les départements du cerveau peuvent être privés de leur liquide nourricier ; mais cependant c'est aux artères carotides internes et cérébrales moyennes qu'appartient le triste privilège d'être le siège le plus souvent de ce genre d'altération.

Voici à cet égard un tableau que nous trouvons dans la remarquable thèse de M. Lanceraux et qui montre quelle est l'artère la plus souvent oblitérée (1) :

Carotide interne gauche et ses branches, 14 fois.

Cérébrale moyenne gauche, 12 —

Artère de la pie-mère, 1 —

Artère vertébrale, tronc basilaire et ses branches, 3 —

Carotide interne droite et ses branches, 2 —

Cérébrale moyenne droite, 12 —

D'où il est facile de conclure que c'est du côté gauche du cerveau qu'on rencontre le plus souvent cette forme d'ischémie. C'est en effet, ce qui a lieu le plus souvent, et on sait que cette fréquence est expliquée par la raison anatomique des artères qui partent du cœur gauche, en emportant dans le torrent circulatoire suivant le trajet de la carotide gauche, des débris ou des végétations qui se détachent du cœur gauche, dans des cas d'altération de l'endocarde ; comme à la suite d'une endocardite ulcéreuse, ou bien des débris des ulcérations occupant les valvules de l'orifice mitral, ou aortique ; c'est ainsi qu'à la suite d'une

_______________

1. Lanceraux. *Thèse de Paris.* 1862. p. 19.

affection de cœur gauche, on voit tout à coup que les malades sont privés de leurs mouvements dans tout le côté droit, il y a une hémiplégie assez caractéristique.

L'embolie cérébrale reconnaît aussi pour origine un anévrysme de la crosse de l'aorte, et cet accident survient lorsqu'on veut guérir les individus atteints de ces anévrysmes par « malaxation » et on comprend la facilité avec laquelle les débris de l'anévrysme arrivent jusque dans le cerveau, et donnent ainsi lieu à des accidents ischémiques que nous allons étudier ici.

En outre dans les cas des pneumonies ou tuberculose du poumon, il peut se détacher quelques débris de ces ulcérations qui gagnent tout d'abord par les veines pulmonaires le cœur gauche, puis par les artères correspondantes le caillot est transporté jusque dans les artères cérébrales ; mais ces cas sont excessivement rares, tandis que l'embolie qui reconnaît pour source le cœur gauche ou l'aorte sont assez fréquents.

L'embolie cérébrale reconnaît encore pour origine une thrombose, ou bien des débris d'une altération athéromateuse.

Lorsqu'il existe dans le système artériel quelques productions fibrineuses coagulées, que celles-ci ont la forme de plaques ou de kystes, le plus souvent elles subissent la régression (1) ; et à un moment une certaine quantité de molécules fibrineuses, plus ou moins grosses peuvent se

---

1. Lecorché. *Loco cit.*

trouver lancées dans le torrent circulatoire et y jouer le rôle d'embolie.

D'autres fois l'embolie provient d'une façon plus directe des altérations athéromateuses elles-mêmes, tantôt c'est d'une plaque calcaire que se détachent les parcelles obturatrices ; c'est donc tantôt de la fibrine qui constituera l'embolie, ailleurs c'est par des détritus organiques, venant du point athéromateux, d'autre fois enfin c'est une embolie graisseuse qui donne lieu à cette ischémie.

L'embolus peut être volumineux et obturer des artères d'un gros volume, ou bien constituer des embolies capillaires ; dans le 1er cas on aura une nécrobiose cérébrale considérable, dans le 2me on aura des infractus dans le cerveau.

Lorsqu'une embolie vient interrompre le cours du sang dans une artère cérébrale, dans la sylvienne gauche par exemple, il survient immédiatement une hémiplégie à droite et un certain degré d'aphémie, qui reconnaît pour cause l'état ischémique des vaisseaux correspondants ; cette aphémie sur laquelle nous reviendrons avec plus de détails se dissipe peu à peu, mais d'autres fois elle persiste pendant fort longtemps sans que l'intelligence soit atteinte, et constitue le seul phénomène morbide qui existe comme on le verra plus loin dans notre observation.

C'est au rétablissement de la circulation collatérale qui se fait au moyen des anastomoses, comme nous aurons encore l'occasion de le voir dans un des chapitres suivants, qu'est due la disparition de l'aphémie, et des autres symptômes comme l'hémiplégie etc.

Les malades ne perdent pas toujours complétement connaissance, lorsque la circulation est interrompue dans les vaisseaux qui vont à la troisième circonvolution gauche, la parole est impossible, et alors comme ils sont privés du langage on croit qu'ils ont perdu l'intelligence et la connaissance; mais comme nous l'a dit notre illustre maître M. Broca, c'est là une erreur; ces malades peuvent avoir complétement leur intelligence dans la plupart des cas, comme on va le voir aussi dans une observation que nous intercalons dans ce chapitre.

Lorsque le malade meurt après quelque temps, on trouve presque toujours une partie de l'hémisphère gauche pâle, ramollie, et ses vaisseaux vides de sang, d'autres fois les vaisseaux de la partie ramollie sont eux-mêmes oblitérés.

MM. Prévot et Cotard dans leur mémoire à la société de Biologie (1866) dans une note sur les altérations des capillaires dans le ramollissement cérébral, se demandent si la lésion des capillaires n'est pas secondaire, car ils l'ont trouvée dans des cas de ramollissement où il y avait oblitération artérielle ; cependant la lésion des capillaires peut aussi selon ces auteurs être primitive. Donc l'oblitération artérielle produirait simultanément le ramollissement et l'altération des parois artérielles.

M. Cornil (1) dans la même séance à la même société, s'exprime ainsi à propos de la communication faite par MM. Prévot et Cotard ; « les expériences de ces auteurs

_________

1. *Mém. de la Soc. de Biolog.* 1866. p. 15.

montrent bien que le ramollissement du cerveau a lieu par cessation de l'arrivée du sang dans une partie limitée de cet organe, cette opinion gagne du terrain, et Niemeyer dans sa seconde édition de son manuel de pathologie interne, emploie la dénomination d'anémie locale du cerveau comme synonyme du mot ramollissement cérébral chronique». On comprend aisément comment la substance encéphalique ne peut pas plus qu'une autre, rester longtemps privée de son liquide nourricier artériel en quantité suffisante, sans arriver à cet état, la circulation collatéralle se fait cependant, mais le sang n'a plus les mêmes qualités, car, par suite de l'oblitération artérielle, qui met complétement obstacle dans une partie limitée du cerveau, les échanges de substance n'étant plus possibles et la nutrition du tissu se trouvant arrêtée, celui-ci ne tarde pas à se ramollir.

Si la circulation devient stagnante par suite d'un obstacle, au retour du sang veineux, les effets sont à peu près les mêmes ; le sang n'apportant plus au tissu l'oxygène nécessaire ; et la possibilité des échanges nutritifs avec un sang qui ne se renouvelle pas, et se trouve bientôt surchargé des produits de la dénutrition étant incomplète, la nutrition est bientôt épuisée.

Lorsque l'oblitération a été rapide comme elle l'est toujours dans l'embolie, il s'y joint des hypérémies de voisinage dans les veines, hypérémies qu'on appelle compensatrices et qui peuvent parfois avoir une importance assez considérable dans l'évolution de lésions morbides (1).

---

1. Potain. *Dict. des sc. Loco cit.*

Nous venons de dire que dans le cas d'ischémie qui aboutit au ramollissement, la substance nerveuse est pâle ; mais ce n'est pas toujours ainsi, car des ruptures de capillaires peuvent avoir lieu, ou bien les vaisseaux privés de sang tout d'abord, reçoivent assez par les capillaires environnants, et la substance cérébrale est alors rosée ; ce sang arrive par les anastomoses des petites artérioles de voisinage, il pénètre peu à peu dans les vaisseaux vides, et comme l'afflux s'est fait par des points nombreux, et dans des directions convergentes, les petites colonnes sanguines viennent se heurter dans ces tubes passifs et les distendre ; mais là, ne recevant qu'une impulsion faible et indirecte, le cours du sang se ralentit et le dégorgement par les capillaires et les veines, n'a dû être que successif. Ce sang séjourne alors plus qu'à l'état normal, et de cette stagnation, il engorge la substance cérébrale.

Il y aura dès lors une circulation lente, difficile, en un mot il y aura là une vraie ischémie. Mais il y a plus, le sang retardé dans son cours et en dehors des voies ordinaires, perd peu à peu ses propriétés vivifiantes et c'est ainsi que l'hémiplégie si vite produite, se dissiperait bien vite aussi, si le sang présentait ses qualités de sang artériel. Mais comme nous l'avons déjà étudié ici, ce n'est qu'un sang peu riche en principes vivifiants, c'est-à-dire peu riche en oxygène, qui désormais servira la partie en aval du siége de l'embolus.

Le sang afflue donc inutilement, les phénomènes d'ischémie ne disparaîtront pas, tandis que le caillot continuera à mettre une barrière aussi infranchissable à l'arrivée du sang artériel.

Par conséquent je peux dire à l'exemple de M. Gintrac (1), que la présence au milieu de l'encéphale d'une quantité de sang dévié de ses voies naturelles, équivaut à l'absence complète de ce liquide.

Une différence évidente se montre quand l'obstacle à la circulation réside dans le système veineux; sans contredit la phlébite cérébrale et la thrombose des sinus arrêtent le cours du sang dans des parties plus ou moins étendues de l'encéphale, où l'on voit de la rougeur et des ecchymoses, où les vaisseaux sont engorgés et distendus; et cependant la paralysie est comparativement rare dans ce cas, ainsi que le ramollissement cérébral (Gintrac). C'est que ce sang qui est arrêté et qui surcharge les tissus ne s'est pas détourné, ne s'est pas engagé dans de nouvelles directions, et n'a pas perdu, dans un trajet anormal, ses qualités ordinaires.

Lorsque la mort survient immédiatement après l'attaque d'ischémie apoplectiforme, on ne trouve pas du ramollissement lorsqu'on fait la nécropsie, celui-ci n'a pas le temps de se faire, la mort est donc due à l'ischémie même.

Les expériences de Panum ont, du reste, confirmé sur les animaux les faits qu'on observe chez l'homme à savoir, que lorsque l'animal ne vivait que cinq à neuf heures, on trouvait à peine un commencement de ramollissement;

---

1. Gintrac, t. VI, p. 561.

cependant cette limite est faible, et, en général, ce n'est qu'après 2 à 3 jours que le ramollissement a lieu.

Fritz de Strasbourg a fait la même expérience avec le même résultat.

Voici quelques fragments d'une observation de M. Fritz qui est un cas d'embolie sans ramollissement ; par conséquent il y avait là une ischémie, qui a été cause de la mort de cette malade.

« Une femme, âgée de 36 ans, atteinte d'une affection cardiaque, n'ayant jamais éprouvé d'accidents cérébraux, déjeune comme à l'ordinaire le jour de sa mort; une heure plus tard, on l'a trouvée sans connaissance. En l'interpellant à haute voix, on l'a fait revenir peu à peu à elle et l'on constate : paralysie faciale à droite, difficulté de mouvoir la langue, impossibilité de soutenir le bras droit et de fléchir la jambe droite, mouvements qu'elle exécute facilement à gauche. Mort sept heures après la perte de connaissance, autopsie. Carotide cérébrale gauche oblitérée par un caillot sec brunâtre, solide, d'où s'étendent des caillots plus récents dans les artères ophthalmiques et sylviennes gauche.

Cerveau normal partout (1); ce même auteur a cité plusieurs observations où le ramollissement n'avait pas eu lieu.

L'observation suivante est un cas type d'ischémie par embolie cérébrale. (Observation personnelle).

*Aphémie, affection mitrale*. — Le nommé Freunt, Charles, âgé de 35 ans, journalier, est entré le 26 novembre 1873 dans le service de mon maître, M. le professeur G. Sée; il est couché au numéro 12 de la salle Saint-Charles.

Ce malade, qui a perdu le langage depuis six mois, ne peut nous donner que de vagues renseignements par des gestes, et par les ré-

---

1. Fritz de Strasbourg. Gazette hebd. 1857. p. 914.

ponses de *oui* et de *non* qu'il peut encore exécuter; aussi c'est par l'intermédiaire de ses parents que j'ai pu prendre quelques renseignements sur ses antécédents.

Ceux-ci m'ont dit que le malade dont il est ici question avait toujours joui d'une bonne santé, et qu'il n'a fait aucun excès. Il n'a jamais eu, paraît-il, la syphilis, ni aucune attaque de rhumatisme.

C'est donc au milieu d'une santé en apparence satisfaisante qu'il fut privé de connaissance subitement il y a six mois, il s'affaissa sur lui-même et tomba sur la voie publique. On le ramassa et on le fit conduire à l'hôpital le plus voisin de l'accident, qui était l'hôpital du Midi.

Là, il resta deux mois; et sur ces deux mois il serait resté deux semaines sans savoir où il se trouvait.

Enfin, au bout de ce temps, il reprit connaissance et s'aperçut alors qu'il ne pouvait plus parler ni mouvoir la jambe et le bras du côté droit. A ce moment, sa bouche était de travers et sa physionomie n'avait pas la symétrie habituelle. Il ajoute encore qu'à cette même époque il aurait eu la jambe droite enflée.

Au bout de deux mois, il sortit de l'hôpital du Midi, et resta chez lui pendant quatre mois sans faire grand chose; et pendant ce temps son état s'améliora pour ce qui est de l'hémiplégie, qui disparut presque complétement.

Etat actuel. — La vue n'a jamais été troublée. L'intelligence est intacte, aussi le malade fait-il des efforts pour se faire comprendre par le langage mimique qui est chez lui conservé; il peut de même dire *oui* et *non*, et il incline la tête en disant ces monosyllabes pour confirmer ce qu'il veut nous dire.

Nous avons voulu apprendre si la faculté d'écrire était encore conservée, et nous lui avons mis une plume dans la main droite; mais bien qu'il ait de la force dans cette main, il ne peut pas écrire; cependant l'on voit qu'il y met toute la bonne volonté possible. C'est toujours par des gestes qu'il nous répond, qu'il n'a jamais eu de douleurs ni dans la tête, ni ailleurs.

La face n'est plus déviée, ou elle est très-peu tirée du côté de la lésion; il a la figure très-pâle, mais l'expression de la physionomie est naturelle, son aspect extérieur est celui d'un homme intelligent; on ne s'aperçoit de son affection qu'en lui parlant.

Les mouvements de la langue sont possibles et la langue n'est nullement déviée, ni atrophiée.

Les membres supérieurs et inférieurs ne présentent aucun trouble de la sensibilité, il sent très-bien l'attouchement et le pincement.

De même si on lui applique un corps froid sur les membres, il sait bien distinguer sa température; il distingue aussi le chaud.

Cependant peut-être qu'il sent un peu mieux à gauche qu'à droite, quoique je ne puisse l'affirmer.

Tous les membres conservent le même degré de température.

Il peut marcher; mais il n'a pas l'équilibre naturel dans la jambe droite, aussi ne peut-il poser ce membre là où il voudrait. Aucun trouble digestif, il dort et mange assez bien; miction et défécation régulières.

Du côté du cœur, on constate une lésion de l'orifice mitral, son pouls est faible mais régulier.

De cette observation je crois pouvoir tirer les réflexions suivantes :

Son affection mitrale ne l'a pas empêché de vaquer à ses occupations, mais, un beau jour, des débris de l'orifice mitral sont emportés par le liquide sanguin et sont arrêtés probablement dans l'artère cérébrale moyenne gauche, ou artère de la scisure du sylvius et c'est par l'oblitération de ce vaisseau qu'il est résulté une ischémie complète des parties en aval de l'obstacle, qui donna lieu subitement à une hémiplégie avec perte momentanée de connaissance et impossibilité de parler.

Mais après quelque temps la circulation collatérale se rétablissant, l'hémiplégie et la perte de connaissance ont disparu, et, il ne resta plus que de l'aphémie avec conservation de l'intelligence.

C'est donc par une ischémie du lobe frontal gauche, et plus particulièrement de la troisième circonvolution gauche, que je crois devoir interpréter l'aphémie avec la conservation de l'intelligence :

En effet on sait bien depuis le remarquable mémoire de mon savant maître M. le professeur Broca (1), que la perte du langage articulé avec conservation de l'intelligence et de la mémoire reconnaît pour cause une lésion, un état ischémique de la troisième circonvolution gauche ; et il y a un nombre considérable de faits dans lesquels on a trouvé une lésion de la troisième circonvolution gauche, de la substance blanche sous-jacente, et qui était accompagnée pendant la vie d'aphémie, et dans lesquels on n'a pas eu des troubles intellectuels.

Robertson en 1870 et 1871, et Bateman ont cité un certain nombre de cas semblables.

Ce n'est pas l'ischémie du lobe antérieur, ni une autre lésion de cette portion du cerveau qui donne lieu à l'aphémie, un grand nombre de faits lui ont été opposés ; c'est le fait de M. Peter cité par Trousseaux : Il s'agit d'un cava-

---

1. Bullet. de la soc. Anat. 1861.

lier tombé sur l'occiput, qui se fractura l'occipital, et qui eut par contre-coup une attrition des deux lobes antérieurs, et dans ce cas il n'y a pas eu d'aphémie.

Ce fait confirme ce que M. Lépine d'accord avec M. le professeur Trelat, et les auteurs anglais a soutenu derniè-rement à la Société anatomique de Paris, (à savoir que lorsqu'il y a une chute de la tête, la lésion traumatique de l'encéphale est du côté opposé, ce qu'on explique par le mécanisme du contre-coup). (*Soc. Anat.* 1873).

Lorsque l'ischémie siège en arrière du sillon de Roldando, on n'observe pas d'aphémie, M. Troisier a rapporté récemment un cas, et en a cité quatre autres d'aphémie avec lésion en arrière du sillon de Rollando.

Mais M. Lépine (1) vient de démontrer que ces faits sont en général peu probants.

Dans le fait de M. Cornil et dans un autre de Bateman cité par M. Lépine, il n'y avait pas d'aphémie, mais de l'amnésie seulement. A propos de la présentation faite par M. Troisier (2) à la Société de biologie, mon savant maî-tre M. le docteur Dumontpallier, qui prit part à la discus-sion, est d'avis que dans la plupart des cas où il n'y avait pas de lésion limitée à la circonvolution frontale, l'aphémie différait par plusieurs points du type vrai de l'aphasie, telle que mon savant maître M. Broca l'a décrite.

Par conséquent, c'est toujours la lésion de la troisième

---

1. Lépine. Gazette médicale n° 3, du 17 janvier 1874.
2. Séance du 3 janvier 1873.

circonvolution, où de la substance blanche sous-jacente du côté gauche, qui est cause de l'aphémie type.

Ces faits ont été cités par M. Th. Simon (1) dans deux ou trois observations, où il y avait une lésion minime de la substance blanche qui aurait pu passer inaperçue.

Les ischémies de la troisième circonvolution droite peuvent-elles donner lieu à l'aphémie? Malgré tout ce qu'il y a de séduisant dans cette hypothèse, que les deux côtés doivent fonctionner symétriquement, il n'est pas possible d'admettre que les ischémies à droite donnent lieu à l'aphémie.

A l'appui de cette proposition, des faits ont été cités par Leyden, Robertson, Stévar, Voisin, Sander, Mongi, et enfin l'observation qu'on verra dans ce chapitre après la description de la symptomatologie de cette forme d'ischémie, observation qui prouve qu'avec une ischémie à droite, on n'a pas eu l'aphémie, sont assez de preuves en faveur de la localisation, découverte par M. Broca.

Pour les cas de Leyden, et de Stevar il y a eu, mais plus tard, de l'aphémie, et alors qu'une nouvelle embolie est venue interrompre la circulation dans la 3ᵉ circonvolution gauche. Une objection qu'on pourrait nous faire c'est qu'on a vu des aphémiques avec des hémiplégies du côté gauche ; et en réalité il y a deux ou trois autopsies qui ont montré une lésion à droite, tels sont les cas de Rosenthal, Baillarger et d'Hammond.

---

1. Gazette médicale. *Loc cit.* p. 29.

Mais dans la plupart de ces cas on n'a pas prouvé qu'il n'y avait pas de lésion à gauche, on n'a pas démontré que les artères de ce côté n'étaient pas oblitérées, et on n'a pas dit si les malades n'étaient pas gauchers. Et la preuve que cette objection est rationnelle c'est que dans un cas de Moreau (de la Salpêtrière) concernant une épileptique, il y avait lésion du côté gauche sans aphémie, mais la malade était gauchère.

Ces cas confirment donc loin d'infirmer la loi de mon savant maître M. Broca ; dans ces cas la fonction exercée ordinairement par la 3ᵉ circonvolution gauche est accomplie par la droite et vice versa. En dernier lieu je dirai que lorsque avec une ischémie de la 3ᵉ circonvolution du côté droit l'on aura constaté une vraie aphémie, il faudra considérer ces cas comme des exceptions, comme des anomalies ; et du moment qu'il y a inversion totale des viscères, pourquoi n'aura-t-on pas quelquefois une anomalie dans les fonctions cérébrales ?

La persistance du langage mimique que nous venons de constater chez notre malade, avait été signalée par M. Broca, et ensuite par Trousseaux dans plusieurs observations.

La coïncidence fréquente de l'aphémie avec l'hémiplégie à droite et des lésions valvulaires que nous constatons chez notre malade a été observée par le docteur Hughlings Jackson (1) et par Gairdner. (2).

---

1. *Arch. de méd.* 1865 2. «« 1866.
2. *Dict. des Sciences.* art. cerveau.

Les faits qui sont favorables à la localisation du langage articulé sont comme on vient de le voir assez nombreux, pour que nous puissions dans le cas actuel admettre une ischémie correspondant au lobe cérébral gauche, et même de la troisième circonvolution de ce côté. Autrement nous ne pouvons pas comprendre l'intégrité de la mémoire, et même de la locomotion (car le malade marche aujourd'hui 16 janvier 1874, assez bien).

Les observations qui sont venues infirmer cette loi, on vient de le voir, ne sont pas nombreuses, et j'en dirai même qu'on n'a pas suivi les malades dès le début pour savoir si l'aphémie existait ou non.

*Symptômes.* L'ischémie par embolie débute assez subitement et quelquefois on observe des attaques épileptiformes dès le début de l'oblitération d'une des artères importantes du cerveau ; mais, par suite de l'obstacle porté à la circulation dans un département important du cerveau, il résulte immédiatement et, c'est là le cas le plus fréquent, une perte complète de connaissance du sentiment, et une hémiplégie du côté opposé à la lésion, avec perte de la parole qui constitue en somme l'état apoplectique de cette ischémie.

Par suite de l'interruption immédiate de la circulation dans le département où l'artère est le siège de l'embolie l'excitabilité cérébrale est momentanément anéantie, il y a en un mot apoplexie. Mais comme cette ischémie est le résultat d'une embolie venant le plus habituellement de l'organe central de la circulation, et que les parois de l'artère oblitérée, ne sont nullement altérées, comme cela se rencontre dans les cas d'ischémie par athérome, ou par thrombose, la circulation collatérale se rétablit dans le cas présent plus rapidement, aussi quelques-uns des phénomènes qui dépendent de cette ischémie se dissipent de bonne heure, c'est ainsi que l'hémiplégie et la perte de la connaissance disparaissent peu à peu, et au bout de un ou deux mois, quelquefois plus tôt, les malades peuvent marcher. Cependant dans d'autres cas la mort peut aussi être instantanée, et à l'autopsie ne rencontrer que l'état ischémique des parties situées en avant du siège de l'embolie. Le ramollissement manque alors complètement, car nous avons déjà eu l'occasion de le dire, ce n'est qu'au bout de deux à trois jours que celui-ci a lieu le plus souvent.

Lorsque tous les phénomènes de cette ischémie ont disparu et qu'il ne reste plus d'autre trouble pathologique que de l'aphémie, il est rationnel de penser que l'on a affaire à une ischémie de la troisième circonvolution gauche.

Par conséquent ce qui prédomine dans cette forme d'ischémie, c'est l'instanéité des phénomènes qu'on observe, et qui sont dus comme on le pense bien, à une perturbation subite de l'équilibre circulatoire. Il n'y a donc pas de prodromes, les malades sont frappés instantanément, et ils tombent comme cela s'observe dans l'hémorrhagie cérébrale.

Mais lorsque l'ischémie est le résultat des embolies capillaires multipliées à la surface des hémisphères, les phénomènes sont différents.

Ainsi, Soffe, médecin de l'asile de Vienne (1), a rapporté le fait d'une mélancolie persistante, qui semblait avoir eu pour unique cause une embolie de ce genre, qui paraissait s'être détachée de la surface de la valvule mitrale couverte des végétations, et quoique ce fait isolé ne puisse pas faire loi, il nous a paru néanmoins utile de le signaler. —

L'hémiplégie de la locomotion peut être bornée seulement aux membres, d'autres fois elle intéresse aussi la moitié correspondante de la face et de la langue.

Comme nous l'avons vu dans l'observation que nous venons de citer, la perte du langage articulé de notre malade, n'était pas accompagnée d'une atrophie de la langue, et c'est ainsi que les choses se passent le plus habituellement lorsqu'on a affaire à une ischémie par embolie.

On a aussi cité comme troubles dépendant de cette ischémie, une cécité unilatérale, mais nous n'avons pas observé, et le malade en question nous a dit n'avoir jamais eu de trouble visuel, cependant la chose est possible, lorsque l'oblitération a pour siége l'artère ophthalmique.

Quant aux mouvements réflexes, ils existent habituellement dans l'ischémie que nous étudions ici.

De même la sensibilité générale peut être intacte, alors que la circulation s'est rétablie, et les malades peuvent dans ce cas distinguer les impressions de la température, et du toucher.

Nous venons de dire que la guérison ne peut être obtenue

_________

(1) *Dict. des Sciences*, art. Cerveau.

que dans les deux premiers jours de l'attaque, passé ce temps, la nécrobiose est imminente, et l'on comprend que la substance nerveuse ne puisse rester intacte plus long-temps, privée qu'elle est de son liquide sanguin.

C'est ainsi qu'au bout de ce temps on a un état stationnaire, si le malade a survécu, et on observe tous les phénomènes du ramollissement que nous n'avons pas à étudier ici.

D'autres fois, lorsque la mort n'a pas eu lieu à la suite de la première attaque, celle-ci peut avoir lieu bien plus tard, et être le résultat ou bien par les progrès du ramollissement, ou bien par une nouvelle attaque qui peut avoir lieu, c'est-à-dire par une nouvelle embolie ; mais ce cas est peut-être le plus rare, et habituellement on observe ou la mort immédiate, soit l'état ischémique, qui désormais donnera lieu à la nécrobiose et restera tel plus longtemps, soit encore la mort qui sera le résultat de l'affection cardiaque ou pulmonaire qui a été la source de cette ischémie.

Mais les phénomènes que nous venons d'étudier, sont observés plus particulièrement, comme on vient de le voir dans les cas d'ischémie, qui occupent les hémisphères et les corps striés ; mais lorsque l'oblitération, et, par conséquent l'ischémie siége dans les parties correspondantes des artères vertébrales, les phénomènes ne sont pas les mêmes ; ainsi les désordres de l'intelligence, la perte de la connaissance manquent presque toujours dans ces cas, et les troubles du langage que l'on y observe ne tiennent pas à l'abolition de la mémoire, mais ils résultent de la paralysie des muscles de la langue (1) ; les vertiges et les vomissements sont peut-être plus fréquents dans cette circonstance, mais lorsque l'ischémie est plus étendue, les phénomènes sont aussi graves que ceux qui sont le résultat de l'ischémie par thrombose que nous allons bientôt étudier. Voici une observation que nous trouvons dans les archives de physiologie (2) et qui est un exemple d'ischémie par embolie avec attaques épileptiformes et convulsions. Nous en donnons le titre et un résumé.

*Plusieurs attaques du rhumatisme articulaire aigu, affection valvulaire de la valvule mitrale. Embolie de l'artère sylvienne droite, ramollissement cérébral (hémiplégie gauche, infractus des reins). Quelques années plus tard, embolie de l'artère sylvienne gauche provenant d'un caillot de l'auricule gauche du cœur. — Attaque avec convulsions épileptiformes (hémiplégie droite) mort au bout de quelques heures.*

Il s'agit d'une femme âgée de 41 ans; qui est entrée le 6 octobre 1868 dans le service de M. Charcot, à l'hospice de la Salpêtrière et qui a eu les lésions précédentes :

Cette femme fut frappée brusquement d'hémiplégie il y a quelques années, avec perte de connaissance.

M. Charcot considérant les antécédents et les symptômes que présenta cette malade, avait diagnostiqué une embolie de l'artère sylvienne droite consécutive à une lésion mitrale.

Le 11 août 1869, cette femme se plaignit d'une sensation de constriction du côté gauche du thorax, cependant la malade put encore lire dans la journée; bref, le soir, à six heures, elle fut prise brusque-

---

1. Jaccoud. *Loco. cit*
2. Lépine. *Arch. physiol.* 1869 p. 298 t. II.

ment d'une *attaque épileptiforme*, et l'on constata qu'elle était privée de connaissance et la sensibilité était abolie.

Pas de paralysie faciale évidente, cependant la face est tournée du côté gauche, la pupille de ce côté est plus dilatée. Les membres du côté gauche sont fortement contracturés; et par moments ils sont agités de convulsions oscillatoires. Ces convulsions ont une durée courte, et occupent tantôt un, tantôt les deux membres.

Les membres du côté droit n'ont jamais paru être le siége de semblables convulsions; le supérieur est flasque, par moments seulement il est roide.

Le membre inférieur droit est assez roide. Le genou gauche est plus chaud que le droit, le membre supérieur gauche est aussi plus chaud que le droit.

Une heure plus tard, l'état est resté le même; il y a encore isolément des convulsions dans chacun des deux membres du côté gauche. Pouls 154, temp. 37º.4. Mort à dix heures du soir.

*Autopsie.* — La consistance de l'encéphale est normale partout. En aucun point, il n'y a de diminution notable.

*Artères de la base.* — Elles ne sont pas athéromateuses. La sylvienne du côté droit présente, avant la bifurcation, une certaine consistance; on sent manifestement qu'elle renferme un corps dur dans son intérieur. Une incision longitudinale constate la présence d'un thrombus ayant subi en grande partie l'organisation conjonctive, adhérent aux parois artérielles, à ses extrémités, mais libre d'adhérence, dans la partie moyenne. Il a paru que ce caillot ancien n'oblitérait plus complétement la lumière du vaisseau.

Dans la sylvienne gauche, on trouve dans son intérieur un caillot tout à fait libre, plus gros que le précédent et composé de deux parties : l'une, décolorée un peu dure, l'autre beaucoup plus récente.

La partie postérieure du corps strié du côté droit est remplacée par un foyer de ramollissement celluleux; atrophié et coloration grisâtre du pédoncule cérébral droit, l'hémisphère gauche est sain.

Par conséquent on a eu ici affaire à une lésion double, d'une part un embolus oblitérant le calibre de l'artère sylvienne gauche, et ce caillot n'adhérait nullement à la paroi du vaisseau, ce qui caractérise les embolus récents ; et du côté droit où le caillot était ancien on a constaté un ramollissement des parties où se distribue l'artère oblitérée.

*Diagnostic.* Nous n'avons rien à ajouter de ce que nous venons de dire jusqu'à présent, et il faut reconnaître que le diagnostic de cette ischémie est un des plus difficiles.

En effet, il faudra faire la distinction d'une ischémie par thrombose avec laquelle on le comprend, l'ischémie par embolie offre la plus grande analogie ; ensuite la distinguer d'une encéphalite, d'une hémorrhagie cérébrale, et des autres affections de l'encéphale ; c'est dire assez pour montrer l'impossibilité même d'arriver au diagnostic exact le plus souvent.

Cependant, il y a jusqu'à un certain point des phénomènes qu'on observe plus particulièrement dans tel ou tel de ces différents états morbides.

Pour ce qui est du diagnostic à établir entre une ischémie par embolie d'avec celle qui est produite par une thrombose, on tiendra grand compte de l'âge généralement peu avancé, de l'absence des troubles cérébraux antérieurs, de l'invasion brusque, et de l'influence fâcheuse des émotions morales et des fatigues corporelles qui se rencontrent presque toujours lorsqu'il s'agit d'une ischémie par embolie cérébrale.

Et qu'au contraire dans l'ischémie qui est le résultat d'une thrombose, on a presque toujours affaire à des gens très-avancés en âge, à des vieillards, qui ont eu des troubles de la mémoire depuis quelque temps déjà, et que contrairement à ce qui a eu lieu dans l'ischémie embolique, l'invasion est souvent graduelle ; de plus et c'est là le fait principal dans l'ischémie par embolie, on aura toujours une affection cardiaque, ou tout au moins une lésion pulmonaire qui a donné lieu à l'embolus ; et que tandis que l'hémiplégie est fréquente dans la première, elle est rarement observée dans la seconde, où l'on observe des paralysies qui disparaissent assez variablement, ou bien persistent plus souvent que dans l'ischémie par embolie, où l'hémiplégie disparaît presque complètement.

Cependant on observe même chez les vieillards et même assez fréquemment des lésions valvulaires, mais dans ce cas l'on a des altérations artérielles, des artères athéromateuses, l'arc sénile, l'épaississement des artères radiales, et même dans quelques cas la gangrène des membres inférieurs, phénomènes qui sont plutôt dus à une dégénérescence générale des artères qu'à une ischémie apoplectique.

C'est donc à l'aide de ces divers signes que l'on pourra distinguer l'une de l'autre ces deux formes d'ischémie.

Pour l'encéphalite, nous n'avons qu'à dire ici, c'est ce que nous dirons au chapitre suivant, d'ischémie par thrombose, à savoir que c'est par l'état fébrile qu'on distingue habituellement, l'ischémie de l'encéphalite, et par le début et la marche différente de ces deux états morbides.

L'ischémie par embolie et l'hémorrhagie cérébrale sont caractérisées l'une et l'autre par un état apoplectique.

Cependant l'ischémie par embolie est propre aux individus jeunes le plus habituellement, et elle coïncide ordinairement avec une lésion du cœur gauche que l'on constate par l'auscultation.

La paralysie est de forme hémiplégique et celle-ci siége le plus souvent à droite, la lésion étant à gauche dans la grande majorité des cas ; il y a parfois d'autres signes en faveur de l'ischémie par embolie, c'est l'obstruction des autres artères, et la rate est souvent grosse et volumineuse (1), et même douloureuse à la percussion.

Dans l'hémorrhagie cérébrale l'hémiplégie gauche est une présomption d'un foyer hémorrhagique siégeant à droite, et par conséquent vu la rareté des ischémies par embolies de ce côté, l'on penchera plutôt à une hémorrhagie qu'à une ischémie.

Dans l'ischémie, l'hémiplégie peut disparaître en quelques heures après l'attaque, et on a alors l'état stationnaire que nous avons étudié précédemment, mais si l'hémiplégie ne disparaît pas rapidement, dans l'ischémie passé deux ou trois jours, elle reste stationnaire, les phénomènes du ramollissement c'est-à-dire affaiblissement graduel de l'intelligence, de la mémoire et peut-être la douleur persistante etc., seront des signes en faveur d'une ischémie, plutôt que d'une hémorrhagie ; ou, si la mort n'a pas eu lieu immédiatement l'on observe une amélioration graduelle de tous les phéno-

---

1. Lanceraux. *Loco. cit.*

mènes, enfin les contractures et les convulsions ne s'observent pas dans la nécrobiose embolique.

On pourra avoir recours dans les cas difficiles à la thermométrie, pour le diagnostic de l'hémorrhagie d'avec le
ramollissement cérébral.

Suivant M. Bourneville (1), l'abaissement initial de la
température est moins marqué dans le ramollissement que
dans l'hémorrhagie, et ne descend guère au-dessous de 37°,
dans le rectum, et en outre dans le ramollissement il se
produit parfois peu après l'attaque, une élévation rapide et
passagère qui peut porter la temp. à 40°, pour la voir
revenir ensuite au chiffre normal ; mais que l'élévation
terminale est généralement moins considérable dans les cas
de ramollissement que dans celui d'hémorrhagie.

*Pronostic.* Après ce que nous venons de dire dans le
cours de ce chapitre, l'on comprend la gravité de cette
ischémie ; car si la mort n'a pas lieu au moment même de
l'attaque, il n'en est pas moins vrai que la nécrobiose qui
en sera la conséquence inévitable, comme aussi l'affection
cardiaque, ou pulmonaire qui a donné lieu à l'ischémie,
n'enlève le malade tôt ou tard, et que par conséquent le
pronostic est toujours très-fâcheux.

Nous n'avons rien à dire du traitement : sinon que le
médecin est toujours désarmé en pareil cas, l'on se tiendra
à ce que nous dirons au chapitre de l'ischémie par
athérome.

---

1. Bourneville. *Etude clinique et therm. sur les malad. du syst.
nerveux.* 1872.

# CHAPITRE V



## § 1ᵉʳ *Ischémie complète.*

*Anatomie et physiologie pathologique.* Cette forme d'ischémie s'observe à la suite d'athéromes.

On la rencontre assez rarement chez l'adulte, c'est chez le vieillard qu'on a l'occasion de l'observer le plus souvent.

Le thrombus se forme dans l'artère toutes les fois que la membrane interne a perdu ses propriétés normales, par conséquent lorsque la membrane interne s'altère, la coagulation du sang se fait bientôt, et cette thrombose se produit surtout au niveau des plaques athéromateuses ou calcaires.

Dans les troncs artériels d'un petit calibre ce thrombus se rencontre parfois au-delà de la lésion athéromateuse, qui agit dans ce cas en ralentissant le cours du sang.

On a aussi signalé la coagulation spontanée dans les artères cérébrales, comme résultant de la dilatation passive du cœur, et du ralentissement du sang qui en est la conséquence.

M^r le Professeur Charcot signale chez les cancéreux une tendance du sang à l'inopexie aboutissant à une ischémie complète. Mais ce n'est pas seulement à la suite des altérations des artères et de la tendance à l'inopexie indiquée par M. Charcot qu'on peut observer une ischémie de ce genre. En effet, l'on sait depuis les travaux de MM. Ollivier et Ranvier qui ont démontré les premiers que dans la leucocythémie, l'augmentation du nombre des globules blancs dans les capillaires du cerveau a pour effet immédiat le ralentissement de la circulation, et comme conséquence inévitable une ischémie comme celle qui détermine une thrombose et même une hémorrhagie par la rupture, des vaisseaux ainsi distendus ; voici les conclusions des mémoires de MM. Ollivier et Ranvier (1) : « Comme les globules blancs circulent avec une bien plus grande difficulté que les globules rouges, si leur nombre devient considérable et si leur volume augmente, la circulation capillaire se fait mal, les vaisseaux se distendent ou se rompent : de là, des stases, des thromboses et des hémorrhagies diffuses. Cette théorie n'est pas une hypothèse, elle est basée sur l'observation clinique, (2) : Et plus loin ces auteurs disent « : L'étude des conditions spéciales où se

----

1. *Mémoires et comptes rendus* de la société de biologie. 1866. p. 245.

2. Archiv. de Physiolo. t. 2. p. 407 et 517, Paris. 1869.

« trouve la circulation capillaire chez les leucocythémiques,
« mérite au plus haut point de fixer l'attention des patholo-
« gistes. Elle nous fournit la clef de certains phénomènes,
« que jusqu'ici l'on expliquait trop facilement et sans preu-
« ves, par la seule difluence du sang, l'état cachectique etc. ;
« grâce à la connaissance de ce fait d'observation précise,
« la distension des vaisseaux capillaires par les globules blancs,
« et les hémorrhagies qui en sont parfois la conséquence, nous
« pouvons donner l'explication et montrer l'enchaînement
« de bon nombre des symptômes de la leucocythémie » Par
conséquent l'entassement des globules blancs dans les
vaisseaux capillaires du cerveau détermine d'abord, suivant
toute vraisemblance, des accidents analogues à ceux qu'y
produirait une anémie relative, c'est-à-dire la céphalalgie,
des bourdonnements d'oreille etc ; plus tard ces symptômes
s'exagèrent et le malade tombe dans une sorte de somnolence,
puis dans un véritable coma.

Ainsi donc la stagnation ou le ralentissement de la circulation, par le fait de l'augmentation du nombre des globules
blancs, est une des causes les plus puissantes de la thrombose, et par suite de cette ischémie.

Lorsque la thrombose a pour siège le tronc basilaire, il
en résulte des phénomènes tels que la mort est le résultat
le plus fréquent, comme nous allons le voir dans les observations que nous prendrons du travail si remarquable de
M. Hayem (1)

______________

(1) Hayem. *Archives de physiologie normale et pathologique,*
t. Ier 1868, p. 270. Paris.

Ce thrombus qui est la cause principale de tous les phénomènes d'ischémie complète, une fois formé ne disparaîtra plus, et donnera lieu à une nécrobiose cérébrale si la maladie se prolonge, et que le malade ne soit pas emporté aussi rapidement, comme on le voit dans le travail de M. Hayem.

Ce n'est pas que nous voulions décrire ici le ramollissement cérébral qui trouve sa place ailleurs ; mais cette forme d'ischémie est presque toujours le premier phénomène qui existe, et le ramollissement n'est que la conséquence fatale de l'oblitération du vaisseau dans une portion du cerveau ; par conséquent toute cause capable de produire cette ischémie est aussi de nature à donner lieu à la nécrobiose de cet organe ; mais nous ne devons pas aller au-delà, et nous étudierons seulement ici l'ischémie jusqu'à sa dernière période : le ramollissement ; l'oblitération par un caillot formé sur place, par un thrombus, en obstruant les artères nourricières de l'encéphale détermine une ischémie complète ; sa persistance donne lieu à des phénomènes dont l'étude sort de notre sujet.

La dégénérescence athéromateuse et calcaire, comme aussi les affections aiguës des parois artérielles, sont la première condition de la production de la thrombose, et par conséquent une des causes prochaines d'ischémie cérébrale.

Le rétrécissement vasculaire qui s'en suit contribue à ralentir le cours du sang, et favorise la coagulation de la fibrine, par suite on a une ischémie d'abord, puis un ramollissement. Ce thrombus variable quant à son siège, se rencontre à peu près également dans toutes les artères de l'encéphale.

§ 2.

Lorsqu'on ouvre la cavité crânienne des malades morts à la suite des phénomènes de cette ischémie, on trouve ici comme dans d'autres organes, en examinant les vaisseaux, que ceux-ci sont le siège d'une altération chronique ou récente de leurs parois, cette altération est habituellement une artérite déformante et le calibre du vaisseau, où siège le thrombus est considérablement rétréci, mais il n'est pas complétement oblitéré . Par suite d'un état pareil, il y a un ralentissement considérable dans le cours du sang au niveau du point malade, dépendant de l'altération de la paroi artérielle, et de la perte de l'élasticité. Ces deux circonstances facilitent le dépôt fibrineux qui doit constituer le thrombus. Cependant la formation du caillot, quoique préparée par la lésion artérielle, est effectuée par des causes différentes. L'endartérite et les rugosités qui résultent de cette affection, peuvent faire saillie sur la paroi interne du vaisseau, et on comprend avec quelle facilité le thrombus va se former, si l'on songe que ces saillies brisent à leur niveau la colonne sanguine qui est déjà ralentie, un léger noyau fibrineux se fixe, ainsi de suite jusqu'à ce que le thrombus soit constitué, et que la lumière du vaisseau soit obstruée considérablement. Cet état de rétrécissement ou oblitération du calibre des artères peut résulter aussi de la compression de l'artère par une tumeur, ou un exsudat phlegmasique, mais cet état ne doit pas nous occuper ici.

Quelquefois la thrombose résulte de la faiblesse de l'impulsion cardiaque et de la circulation générale, et c'est chez le vieillard surtout comme nous le verrons au chapitre ischémie par athérome, qu'on rencontre cet état le plus souvent. Ces influences s'ajoutent au ralentissement local que nous avons signalé, comme suite de l'artérite et comme cause première de la thrombose. Le cours du sang devient dans ces circonstances plus languissant encore que précédemment, lorsque l'influence du cœur n'était pas mise en jeu, la stase est alors presque complète, la fibrine se précipite et l'oblitération du vaisseau augmente, d'où une ischémie considérable des parties, qui sont en avant du thrombus ; si la maladie s'est prolongée, et que la mort n'ait eu lieu que quelques jours seulement après, on peut constater en même temps que les altérations des vaisseaux, une nécrobiose du cerveau.

Les lésions que nous venons d'étudier sont la règle dans cette forme d'ischémie, mais lorsque le thrombus siège dans le tronc basilaire, les phénomènes sont autrement redoutables pour les malades, la mort est presque instantanée, et le ramollissement, comme nous le verrons plus loin, n'a pas lieu, il n'a pas eu le temps de se faire, comme on le voit dans les remarquables observations (1); elles démontrent l'absence du ramollissement dans cette ischémie.

Voici en quelques lignes une de ces observations.

---

1. Hayem. Loco. cit.

Oblitération du tronc basilaire, mort prompte, autopsie (observ. n° 1 de M. Hayem).

La nommée Céline B, âgée de 33 ans entre le 2 novembre 1866, dans le service de M. le D^r Oulmont à l'hôpital Lariboisière. Les renseignements que l'on recueille sur elle sont vagues, on apprend seulement qu'elle vivait seule et dans la misère. Le 1^er Novembre des voisins l'ont trouvée chez elle à minuit, sans connaissance, et le lendemain elle fut transportée à l'hôpital dans un état comateux complet.

Au moment de la visite à cinq heures, la malade est à l'agonie, coma profond, face cyanosée, vultueuse, le corps couvert d'une sueur froide visqueuse, la respiration est stertoreuse et l'on trouve des râles sonores dans la poitrine, pouls faible, la région cardiaque ne fournit que des signes négatifs. Il n'y a pas de résolution complète des membres, et lorsqu'on les pince la malade les retire lentement, mais sans manifester la perception de la douleur. Mort à 9 heures du soir, sans que l'on ait à noter d'autres phénomènes.

*Autopsie.* Le tronc basilaire à son origine est le siège d'une tuméfaction notable à ce niveau, le vaisseau est dur, résistant, d'une coloration pâle, blanchâtre à la terminaison du tronc basilaire, on voit de petites plaques scléreuses. Les carotides et les sinus caverneux sont un peu épaissis. En les ouvrant, on trouve à leur surface interne des petites saillies, dures au toucher, faisant corps avec la paroi vasculaire ; le reste de l'arbre artériel cérébral est sain. Imbibition cadavérique de la pie-mère, sang rose pâle dans les circonvolutions.

Toutes les parties de l'encéphale paraissent fermes, à l'exception de la protubérance, qui a la consistance pâteuse, et surtout dans la partie qui correspond au tronc basilaire.

Le cœur est sain, mais la crosse de l'aorte présente une sorte d'éruption assez confluente de plaques scléreuses, saillantes, mamelonnées, nettement circonscrites, non encore jaunes.

L'aorte thoracique offre quelques traînées jaunâtres.

L'aorte abdominale et les artères crurales sont saines.

L'examen microscopique fait par M. Hayem n'a fait que confirmer l'examen fait à l'œil nu, il constata donc pour toute lésion, des caillots, des thrombus qui sont ici la suite d'une artérite.

Lésions insignifiantes des centres nerveux.

Nous venons de dire que cette malade a été trouvée sans connaissance ; mais on a appris que quelques heures auparavant elle vaquait encore à ses occupations habituelles. Aussi s'attendait-on à trouver à l'autopsie une hémorrhagie cérébrale, et grand fut l'étonnement de M. Hayem, lorsqu'il ne trouva que cette lésion circonscrite du tronc basilaire, étonnement d'autant plus légitime que cette femme comme on le voit, était âgée de 33 ans seulement, or ce n'est pas à cet âge qu'on rencontre ordinairement des altérations des artères cérébrales, ni de l'aorte.

M. Pichireau, ancien interne des Hôpitaux, a observé un cas en tout semblable au précédent, et qui présente le même intérêt, aussi consignerons-nous ici en quelques lignes cette observation (due au travail de M. Hayem).

### *Artérite du tronc basilaire. — Thrombose.*

La nommée Jeanne C. 52 ans, entrée le 7 novembre 1866, dans le service de M. Duplay à Lariboisière. Aucun renseignement ; des voisins l'ont trouvée chez elle sans connaissance et l'ont amenée à l'hôpital. Ils disent cependant que la veille au soir, elle semblait bien portante et se livrait à ses occupations habituelles. A son entrée on constate une pâleur extrême de la face, avec refroidissement complet des extrémités ; le corps est couvert d'une sueur froide, la perte de connaissance et complète, la sensibilité paraît abolie ; le pouls est petit, misérable, presque insensible, précipité, avec quelques irrégularités.

On ne trouve rien au cœur, les battements en sont tumultueux. La respiration est lente, suspirieuse, il n'y a rien à l'auscultation ni à la percussion. Les membres sont dans la résolution.

Le soir, l'insensibilité et la perte de connaissance persistent, l'agitation est extrême, la face est vultueuse, les yeux injectés, la peau sèche et brûlante, même fréquence du pouls, pas de garde-robe, rien dans la poitrine. La malade meurt à trois heures de la nuit.

Autopsie le 9 Nov. — Cadavre mal conservé. On ne trouve rien dans le crâne à son ouverture, ni dans la dure-mère, ni dans les sinus, ni dans les carotides. Mais au niveau de l'origine du tronc basilaire, dans l'étendue d'un centimètre, on observe une saillie dure, bombée, jaunâtre, commençant au niveau même de l'éperon vasculaire. Au-dessus, il y a du sang rouge fraîchement coagulé, au-dessous les artères vertébrales sont vides.

Les autres vaisseaux n'offrent rien d'appréciable à l'œil nu. En les sectionnant, on trouve cependant quelques épaississements diffus de leurs parois mais pas de plaques scléreuses bien limitées, et faisant saillie dans la lumière des vaisseaux.

Les méninges encéphaliques sont plutôt pâles que vascularisées ; les mailles de la pie-mère sont en quelques points le siège d'une imbibition cadavérique. La surface de circonvolution se dépouille facilement de ses enveloppes, on constate une pâleur de la substance grise, les vaisseaux sectionnés laissent échapper une gouttelette de sang très-séreux et très-pâle ; seule la protubérance a une teinte plus foncée, et sur les coupes on voit plusieurs vaisseaux rouges dans lesquels le sang s'est coagulé ; à ce niveau la substance grise a une teinte rosée.

Le cervelet présente une coloration verdâtre cadavérique.

*Examen Microscopique*. Après avoir détaché les artères de la base de l'encéphale, on voit que toutes les branches qui partent du tronc basilaire sont remplies de sang fraîchement coagulé ; les artères vertébrales sont vides et une simple traction sur la vertébrale gauche suffit pour la détacher du tronc basilaire au niveau de l'éperon vasculaire, ce qui démontre une grande friabilité de la paroi artérielle à ce niveau. La paroi artérielle au niveau de la thrombose est considérablement épaissie. Dans la substance nerveuse de la protubérance, on voit au microscope plusieurs vaisseaux remplis des globules rouges, mais il n'y a aucune altération pouvant se rapporter à un ramollissement au début.

Ces deux observations offrent par conséquent la plus grande analogie. Il s'agit en effet de deux femmes, l'une âgée de 33 ans, et l'autre de 52 ans, et qui toutes deux meurent très- rapidement avec des phénomènes d'ischémie complète, par thrombose du tronc basilaire ; et le ramollissement à cause de la rapidité de la mort n'a pas eu le temps de se faire.

Le thrombus a été ici le résultat d'une artérite, mais tandis que les épaississements des artères cérébrales, qu'on rencontre principalement chez le vieillard et qui précèdent la formation de l'athérome artériel siègent ordinairement dans les couches profondes de la membrane interne, dans les cas présents, l'altération était étendue aux trois tuniques vasculaires, et l'on sait que l'artérite est fréquemment suivie ou accompagnée de thrombose du tronc malade. (1)

L'ischémie par thrombose peut rester jusqu'à trois jours

---

1. Hayem. *Loco. cit.*

sans aboutir au ramollissement du cerveau et **M. Potain** (1)
a vu un cas semblable ; l'hémiplégie remontait à trois
jours, l'autopsie démontra un caillot obturateur sans nécrobiose des parties correspondantes, et cela s'explique par le
début lent de l'ischémie, alors que la circulation collatérale a eu le temps de se rétablir, et surtout lorsque le
thrombus siège en-deçà du cercle artériel de willis.

On est donc conduit à penser après l'étude de ces observations, que l'arrêt de la circulation dans le tronc basilaire par une thrombose, entraîne nécessairement un trouble
profond dans la circulation encéphalique, et que l'ischémie
qui en est la conséquence, se présente avec des phénomènes
graves et tue les malades rapidement ; mais pour cela il
faut une oblitération instantanée, car dans une observa-
vation de M. Vulpian (2), la première coagulation du tronc
basilaire n'a donné lieu qu'à des étourdissements et à un
certain affaiblissement, l'oblitération n'étant pas aussi
rapide.

Cette observation est un cas type d'ischémie complète,
aussi ne pouvons-nous pas résister au désir de la consigner
ici en quelques fragments.

*Attaque apoplectique, obturation de l'artère basilaire par un
caillot, nécrobiose d'une partie du lobe cérébelleux droit, congestion de la protubérance annulaire. Mort, autopsie.*

Mon, Marie, 88 ans, entrée le 8 octobre 1864 service de M. Vul-

---

1. Lecorché. *Thèse d'agrégation.* 1869. Athérome artériel.

2. Hayem. *Loco. cit.*

pian à la Salpêtrière. Après avoir éprouvé pendant un an de vives contrariétés, sa face est devenue habituellement rouge, et, de temps en temps elle était sujette à des éblouissements. Le 5 octobre dernier elle devint plus faible qu'auparavant, et commença à se plaindre d'étourdissements.

Dans la nuit du 7 au 8 octobre elle fut prise subitement à trois heures du matin, d'une attaque et jeta un cri violent. Amenée à l'infirmerie, elle présenta l'état suivant. Couchée sur le dos sans déviation de la tête, les yeux fermés, elle respire lentement et la respiration est ronflante et suspirieuse, bouche déviée, commissure gauche relevée couverte de matières spumeuses. On ne constate pas les mouvements dans l'aspiration des lèvres. Les quatre membres sont dans la résolution et de temps en temps on voit des mouvements spontanés du bras gauche. Le bras droit soulevé, retombe comme une masse inerte ; la sensibilité est conservée dans les quatre membres, les mouvements réflexes y sont très-manifestés, la sensibilité est également conservée à la face. On note parfois de courts mouvements convulsifs dans les membres des deux côtés.

Les muscles du membre supérieur gauche se contractent et offrent des spasmes toniques, pupilles contractées, la gauche surtout, légère divergence des axes optiques.

Le soir à la visite, résolution complète, les deux membres soulevés retombent lourdement ; la malade ne sent plus le pincement, le chatouillement de la plante des pieds donne lieu à des mouvements réflexes.

On ne constate plus l'existence des convulsions toniques observées le matin, battements tumultueux du cœur, pouls petit, fréquent. Mort le même soir à 8 heures. Autopsie le 10 Décembre, 36 heures après la mort. Les artères de la base sont fortement athéromateuses. La basilaire l'est dans presque toute sa longueur, et présente un caillot paraissant ancien, qui obture l'artère complètement, pas de prolongement.

Légère diminution de consistance dans la moitié supérieure de la protubérance, ne méritant pas le nom de ramollissement. Mais il y a du ramollissement rougeâtre existant dans certains points de la moitié supérieure de l'hémisphère cérébelleux droit, allant jusqu'au sillon médian, il ne dépasse pas la substance grise. Les vaisseaux de ces parties ne sont pas altérés, mais quelques-uns présentent des traînées de granulations graisseuses dans leurs parois.

Insuffisance légère de l'aorte, les valvules de l'orifice aortique offrent des altérations athéromateuses déjà avancées, avec épaississement et induration calcaire en quelques points. La valvule antéro-droite de l'aorte est épaissie, comme cartilagineuse, elle est un peu rigide, et devait mettre obstacle à l'obturation complète de l'orifice, sous l'influence de l'ondée sanguine aortique, ce qui explique l'insuffisance. L'aorte est fortement athéromateuse à son origine où l'on trouve des points ulcérés pulpeux. La crosse, les portions thoraciques et abdominales sont le siège de lésions analogues. On trouve également de petites végétations sur le bord libre des valvules de l'orifice auriculo ventriculaire gauche.

Il est probable que le ramollissement que nous venons de voir était en voie de formation ; mais une cause aggravante, un thrombus dans l'artère basilaire oblitérant complétement le calibre du vaisseau, est venu emporter la malade avant que le ramollissement ait eu le temps de se faire.

Et comme nous venons de le voir dans ces observations lorsque le tronc basilaire est oblitéré, les troubles observés pendant la vie sont autrement graves, que lorsque cette même oblitération siège dans un autre vaisseau. On observe assez souvent pendant l'existence de ces malades, des attaques épileptiformes, mais on les observe encore bien mieux lorsque cette oblitération du tronc basilaire se fait lentement, car autrement le malade est rapidement emporté.

La coagulation du sang dans les branches voisines, est le résultat de l'arrêt brusque de la circulation du tronc basilaire, mais le thrombus, en se prolongeant, peut obturer les artères collatérales, et la circulation par les anastomoses n'ayant pas eu le temps de se rétablir, le sang, on le comprend, se coagule dans les artères voisines, d'où une ischémie assez étendue qui sera mortelle. En d'autres termes, on peut dire que les symptômes observés pendant la vie et terminés par une mort rapide, sont en rapport avec l'ischémie rapide des parties encéphaliques voisines, c'est-à-dire de la protubérance et quelquefois des lobes du cervelet, lorsque les caillots se plongent dans les artères cérébrales.

Les symptômes que les malades des observations qui précèdent ont présentés, ont été ceux d'une ischémie grave, ayant pour siège principal la protubérance.

En effet, on a observé dans tous ces cas une attaque brusque d'apoplexie très-intense, dans une autre observation celle de M. Vulpian, on a remarqué des prodromes de ramollissement du cervelet, que l'autopsie constata.

Privés de connaissance, ces malades sont tombés rapidement dans le coma, avec résolution des membres et légers mouvements convulsifs comme nous le voyons dans l'observation de M. Vulpian. Dans l'observation de M. Pichereau on a remarqué de la pâleur de la face et refroidissement des membres inférieurs ; du reste comme nous le dirons au chapitre ischémie par athérome, ces malades présentent toujours un certain abaissement de la température, et cela se comprend si l'on songe que les malades atteints de thrombose, sont depuis longtemps athéromateux dans la grande majorité des cas, et par conséquent la circulation est entravée depuis une époque assez éloignée.

L'ischémie produite par thrombose peut être expliquée par les mêmes conditions que l'ischémie par embolie ; en effet, le cours du sang est ralenti, bientôt suspendu, les branches vides se remplissent à l'aide des anastomoses des vaisseaux du petit calibre. Mais ce sang emprunté, détourné pour ainsi dire de son trajet habituel, accumulé et retardé dans sa marche, est peu propre à l'excitation de la motilité. D'où il est facile de comprendre la fréquence des paralysies que l'on observe dans tous ces cas, et la nécrobiose qui s'en suit lorsque la mort n'est pas aussi rapide, reconnaît la même cause.

*Symptômes. Diagnostic. Pronostic et Traitement.*

Avant d'en arriver à cet état grave qui est le résultat de l'oblitération des artères cérébrales, les malades présentent tous les phénomènes que nous verrons au chapitre Ischémie par Athérome ; il est par conséquent inutile que nous décrivions ici ces phénomènes qui caractérisent les lésions chroniques des artères. Mais cependant la thrombose comme nous venons de le voir peut être le résultat d'une artérite, affection rare en vérité, et qui se manifestera par des phénomènes graves, l'oblitération par un caillot autochthone étant le plus prompt à se faire, comme nous l'avons vu dans les observations qui précédent ; de plus ce même thrombus ainsi que l'a fait remarquer M. le Professeur Charcot peut se faire, sous l'influence d'une affection cancéreuse, ou il y a une tendance du sang à l'inopexie, par conséquent encore une cause puissante d'oblitération de l'artère, et par suite de l'ischémie.

D'où l'on peut tirer cette conclusion au point de vue de la symptomatologie, que ces malades présentent longtemps avant la formation du thrombus et de l'ischémie, les phénomènes des maladies qui lui donnent naissance, donc nous pouvons nous dispenser de les mentionner ici.

J'en dirai autant des affections valvulaires du cœur et de l'aorte qui se rencontrent fort souvent avant l'ischémie, et que celle-ci n'est, par conséquent, que le résultat des troubles de longue durée portés dans l'exercice régulier de la circulation cérébrale.

Mais lorsque l'ischémie est le résultat de la formation d'un caillot sur place, les phénomènes ont la plus grande analogie avec ceux qu'on rencontre dans l'ischémie par un caillot migrateur, ou par un embolus, et que nous venons d'étudier.

Cependant il y a quelques phénomènes qui sont plus particulièrement attribués à l'ischémie par thrombose ; ainsi les prodromes sont presque la règle dans cet état morbide, ainsi les vertiges, les étourdissements, des troubles divers de la sensibilité, comme aussi une circulation languissante dépendance d'athérome s'observent le plus souvent, lorsque l'ischémie est due à une thrombose, et l'attaque est aussi moins brusque, sauf dans les cas où l'oblitération a pour siège le tronc basilaire, et que celle-ci a eu lieu rapidement comme dans les faits que nous venons de voir précédemment .

La paralysie que l'on observe dans l'ischémie qui a pour siège un autre rameau que la basilaire est plutôt progressive, elle ne survient pas aussi rapidement que lorsque c'est l'embolie qui est cause de l'ischémie cérébrale, comme nous l'avons vu du reste dans le dernier chapitre

L'amélioration survient quelques jours après l'attaque, les malades alors commencent par pouvoir imprimer quelques mouvements légers à leurs membres, la vue qui était troublée au moment de l'attaque, la parole qui était embarrassée reviennent peu à peu à l'état normal, l'intelligence est ordinairement moins troublée, mais la sensibilité l'est presque toujours.

La disparition de troubles dépendant de cette ischémie peut avoir lieu alors que la circulation collatérale s'est rétablie avant 24 ou 36 heures, car, comme nous l'avons déjà dit à propos de la physiologie pathologique de ce chapitre, passé ce temps, le ramollissement en sera la conséquence ; cette circulation collatérale, cause d'amélioration durable, ne peut être complète que dans les cas où le caillot autochthone occupe une des carotides, ou que le caillot siège en-deçà du cercle artériel de Willis ; au contraire dans les cas où l'oblitération occupe l'une des artères situées au-delà de ce cercle, la disparition des accidents ischémiques ne peut pas avoir lieu.

Lorsque le thrombus s'est fait rapidement les malades sont frappés tout à coup : ils sont pris de vertiges, perdent complétement connaissance, et s'affaissent sur eux-mêmes, l'intelligence et le mouvement sont en grande partie abolis, la sensibilité diminuée ou éteinte. Les symptômes se rapprochent alors beaucoup de ceux d'une hémorrhagie cérébrale, mais nous en parlerons au diagnostic à ce propos.

Quelquefois les malades sont agités, et prononcent des mots inintelligibles ; d'autres conservent en partie leur connaissance, et sont même étonnés de se voir tout à coup privés de leurs mouvements dans une moitié du corps, dans d'autres cas enfin la perte de connaissance se continue jusqu'à la mort. M. Lanceraux (1), dit que lorsque l'oblitération a pour siège le tronc basilaire la perte de connaissance est relativement plus rare, mais les vertiges sont plus fréquents, et que l'hémiplégie, dans ces cas, persiste assez souvent; l'embarras de la parole peut ne pas exister ; cependant nous venons de voir dans les observations de M. Hayem et Vulpian, que ces malades ont été tous privés de connaissance, et pourtant la lésion avait pour siège le tronc basilaire.

Le Diagnostic de cette ischémie est très-difficile, la grande ressemblance de ces symptômes avec ceux d'une

---

1. Lanceraux. *Thèse de doctorat.* 1869. Paris. Trombose et Embolie.

hémorrhagie cérébrale d'une part, d'autre part l'analogie complète des phénomènes qui sont dus à une ischémie par embolie, complique gravement la question du diagnostic ; cependant malgré cette difficulté, il y a quelques circonstances dans lesquelles le médecin peut constater cette ischémie.

C'est tout d'abord sur les circonstance étiologiques et les affections concomitantes que l'on doit porter tout d'abord son attention, les phénomènes ischémiques n'ayant en eux-mêmes aucun caractère spécifique.

Si par exemple il s'agit d'un individu jeune encore qui est atteint d'un rhumatisme, ou d'une affection cardiaque, comme une endocardite récente, et qu'il soit frappé subitement, sans prodomes d'une hémiplégie subite avec ou sans perte de connaissance, il y aura tout lieu de croire que l'on est en présence d'une ischémie par embolie cérébrale, nous avons eu l'occasion du reste d'en dire quelques mots sur ce diagnostic au chapitre dernier.

Mais il y a un groupe de phénomènes qui appartiennent plutôt à l'ischémie par thrombose qu'à celle qui est le résultat d'une embolie : L'âge avancé des malades, l'état crétacé de l'orifice aortique, qui sera constaté à l'aide de l'auscultation, l'arcus senilis, due comme on le sait à la dégénérescence graisseuse de la circonférence de la cornée, les flexuosités des artères des membres sont des phénomènes en faveur d'une altération athéromateuse des artères, et par conséquent il y a tout lieu de croire que les phénomènes cérébraux graves que l'on y observe, sont dus à une thrombose qui donne naissance à cette ischémie.

Les accidents prodomiques lorsqu'ils existent doivent être pris en sérieuse considération, car ils manquent généralement dans les autres affections. L'hémiplégie est l'accident le plus constant dans cette forme d'ischémie, l'amélioration après quelques jours s'observe de la même façon, dans l'hémorrhagie et l'embolie cérébrale, cependant dans l'hémorrhagie il existe quelques jours après l'attaque des phénomènes réactionnels, et tandis que dans l'ischémie les paralysies sont souvent variables quant à leur siège ; dans l'hémorrhagie, l'hémiplégie est constante, et il y aura peut-être un abaissement de la température plus marqué que dans l'ischémie ; quant à l'âge du malade il ne peut rien apprendre pour le diagnostic; le même âge est prédisposé à ces deux affections ; c'est par les antécédents peut-être que l'on pourra faire la différence.

On tiendra aussi compte de la rareté relative de l'ischémie apoplectiforme, et de la fréquence de l'hémorrhagie cérébrale ; de plus, les phénomènes paralytiques ne présentent pas la marche régulière qui caractérise l'hémorrhagie, la répétition des attaques est encore un bon signe d'ischémie.

Dans les cas les plus embarrassants, on pourra encore avec avantage avoir recours au genre de vie des malades; chercher si ces malades n'ont pas d'habitudes d'ivrognerie, s'ils n'ont pas eu des migraines, ou des hémorrhoïdes. Lorsque ces circonstances existent elles constituent une présomption en faveur d'une hémorrhagie cérébrale (1). En outre la pâleur de la face et l'impressionabilité au froid seront des signes d'une ischémie par thrombose.

L'encéphalite sera distinguée de l'ischémie par l'état fébrile, le délire, et l'agitation plus constants dès le début, comme aussi les phénomènes d'hypéresthésie cutanée qui sont observés dans l'encéphalite le plus souvent.

Nous ne croyons pas devoir faire le diagnostic d'une tumeur cérébrale, je dirai seulement que c'est par l'ischémie qui résulte de la compression des vaisseaux, par la tumeur, que l'on observe du vertige dans les tumeurs cérébrales.

Du reste la marche de ces tumeurs est bien différente de cette ischémie, il y a des convulsions répétées, des contractures une céphalalgie persistante et surtout la conservation de l'intelligence, qui est au contraire fort souvent atteinte dans l'ischémie.

Les convulsions, les contractures, le début insidieux, et la marche peu régulière de l'hémorrhagie méningée suffit habituellement pour faire le diagnostic de cette forme d'ischémie. —

Quant au diagnostic de cette ischémie par thrombose d'avec la congestion cérébrale, je crois que cette dernière ne doit plus prendre place au diagnostic, car une congestion active ne peut pas exister sans produire des lésions de la paroi vasculaire, lésions qui donneront lieu à une ischémie.

---

1. Lanceraux. *Loco. citato.*

Cependant on peut admettre une congestion passive qui peut être le résultat même de l'état ischémique, et que par conséquent c'est toujours l'ischémie qu'il faut tâcher de reconnaître, et sur son existence mettre les phénomènes que l'on y observe.

*Pronostic.* Cette forme d'ischémie, comme on vient de le voir, constitue un état très-grave des malades, et la gravité est encore plus grande lorsque le thrombus siège au-delà du tronc basilaire, et que celui-ci s'est formé rapidement ; dans ces cas, comme nous venons de le voir dans les observations précédentes, la mort survient assez rapidement, la circulation collatérale n'ayant pas eu le temps de se faire ; et si la maladie se prolonge au-delà de 2 à 3 jours l'on doit toujours craindre la formation d'un ramollissement, qui emportera toujours le malade.

Mais si le caillot a pour siège une des artères carotides, la circulation collatérale se fait plus rapidement, et c'est alors qu'on voit la disparition de tous les accidents ; et l'on doit supposer cet état lorsqu'on verra que parmi les phénomènes qui disparaissent, les premiers sont les troubles de l'intelligence et de la parole. Quant au *Traitement* je n'ai rien à en dire ici.

J'étudierai cette question au chapitre suivant, ce que je puis d'ailleurs affirmer dès maintenant c'est que ce traitement ne peut être que symptomatique, et le plus souvent même ses effets seront nuls.

# CHAPITRE VI.

ISCHÉMIE CÉRÉBRALE PAR SIMPLE ATHÉROME.

## § 1<sup>er</sup> *Ischémie incomplète,*

*A. Anatomie et physiologie pathologique;* — Au point
de vue anatomique cette ischémie peut se présenter sous
trois formes différentes. —

1° Elle peut être générale c'est-à-dire occuper l'ensemble du cerveau, mais ce cas est 'fort rare. 2° Elle peut
être circonscrite daus une partie de l'organe correspondant
à la distribution d'une seule branche artérielle, et enfin,
elle peut se trouver disséminée en des points multiples et
isolés, si les lésions artérielles sont également disséminées.
Habituellement ce sont les artères de la base du cerveau
qui sont le siège des altérations athéromateuses. L'influence
de ces altérations sur la circulation capillaire et la production des ischémies locales, indiquée déjà par Rostan, dans
ses recherches sur le ramollissement du cerveau (1)
mieux spécifié encore dans certaines observations de

______

1. Rostan. *Recherches sur le Ramollis. céréb.* p. 169 4° édition
Paris.

Rochou (1) et d'Abercombie (2) est aujourd'hui un fait incontestable.

L'ischémie qui fera le sujet de ce chapitre a toujours été confondue avec la congestion cérébrale, et l'importance qui se rattache à son étude est considérable, si l'on songe aux indications thérapeutiques qu'exigent l'un et l'autre de ces deux états morbides.

Cette forme d'ischémie est la plus fréquente dans la vieillesse. Elle est commune à cette époque de la vie par des raisons qui se rattachent à l'histoire de l'ischémie cérébrale.

Les malades de cette catégorie présentent jusqu'à un certain point des phénomènes qui ressemblent, sous plus d'un rapport, à ceux du ramollissement.

Comment expliquer par la physiologie pathologique seule, les symptômes que présentent ces malades ? Elle seule pourrait nous conduire au problème, mais c'est surtout à l'anatomie pathologique que l'on doit s'adresser toutes les fois qu'il s'agit de chercher la vérité.

C'est donc par cette dernière que nous allons expliquer les phénomènes de l'ischémie, et c'est par la physiologie pathologique que nous tâcherons de nous faire comprendre.

Prenons d'abord le cœur, il peut être de volume normal et sans aucune altération superficielle ; mais c'est à

---

(1) Rochou. *Recherches sur l'Apoplexie*, Paris 1833.

(2) *Des malad. de l'Encéph.* trad. par Gendrin, 2ᵉ édition. Paris, 1835. Obs XXI. p. 370.

l'intérieur qu'on trouve les lésions, qui sont le point de départ des phénomènes qui retentissent sur l'encéphale; les valvules tricuspides et mitrales sont habituellement très-épaissies, la valvule mitrale l'est encore davantage.

Les valvules aortiques, l'aorte elle-même à son origine, sont généralement athéromateuses chez ces malades. L'aorte est souvent dilatée dans une plus ou moins grande étendue.

Les valvules aortiques sont souvent insuffisantes.

Ce qui est une règle presque invariable dans l'ischémie incomplète dont nous nous occupons en ce moment ç'est l'athérome des artères. Il envahit l'aorte et ses principales divisions, remonte jusque dans les artères de l'encéphale. Mais c'est surtout à l'endroit où la carotide interne se bifurque dans la cavité crânienne, là où elle va donner les cérébrales et les sylviennes etc. que les altérations athéromateuses se rencontrent le plus souvent, et, que la lumière de ces vaisseaux peut être considérablement rétrécie.

Quelquefois on trouve une vraie calcification des petits vaisseaux de l'encéphale, mais dans ce cas contrairement à ce qui a lieu dans l'athérome, les grosses artères ne sont pas intéressées.

L'altération des artères cérébrales peut rester limitée au simple épaississement de la membrane interne de ces vaisseaux, mais d'autres fois on peut constater l'existence en voie de formation, des thromboses commençantes, etc. Cet état nous a déjà occupé dans les derniers chapitres ; mais je dois signaler que dans les artères de la base du cerveau,

on rencontre assez souvent deux nodus (1), placés l'un
en face de l'autre, obturant quelquefois par leur juxtapo-
sition la lumière du vaisseau, disposition favorable pour la
coagulation du sang, et ces nodus se rencontrent plus
souvent au niveau de la bifurcation de ces artères. —
Une chose encore digne de remarque dans cette ischémie,
c'est l'état du cerveau qui est intact, ne présente nulle trace
de ramollissement, et cela s'explique par l'absence du caillot
oblitérant. Le sang arrive encore en quantité suffisante pour
suffire à la nutrition de la substance cérébrale, d'où intégrité
d'altération de nutrition et coloration blanche de la pulpe
cérébrale ; de plus sa consistance est même plus ferme au
lieu d'un état opposé.

*B.*—Ainsi donc chez le vieillard il y a des conditions prédisposantes à l'ischémie cérébrale générale, et comme l'a-
thérome dans les branches des artères cérébrales n'est
presque jamais symétrique, il y a des conditions favorables
prédisposantes à une ischémie partielle, et cependant le
vieillard, dans l'état normal de sa vie ne présente point des
phénomènes localisés de paralysie. Mais s'il survient dans
sa santé une perturbation capable d'abaisser notablement la
tension artérielle, l'influence simplement prédisposante de
l'athérome cérébrale, grâce à la cause occasionnelle de
cet abaissement, deviendra efficace pour produire des
accidents, mais ce ne sont pas là les accidents d'un
ramollissement qui n'existe pas, car pour cela il faudrait

---

1, Lecorché, *Thèse d'Agrégation.* Athérome artériel.

une ischémie complète, or, il n'y a pas de caillots, donc pas d'interruption complète du courant sanguin ; on aura simplement dans le cas que nous étudions des phénomènes fonctionnels que nous examinerons bientôt.

Les lésions cardiaques sont une cause ordinaire de cette forme d'ischémie, tantôt une myocardite, une dégénérescence graisseuse du cœur détermine un affaiblissement dans l'impulsion cardiaque, le sang ne pénètre qu'en petite quantité et sur une pression insuffisante dans les troncs carotidiens, le cerveau ne reçoit pas assez de sang et les symptômes d'ischémie éclatent alors assez rapidement ; ou bien les malades sont dans un état de somnolence continuelle, et dans une paresse intellectuelle très-remarquable.

De l'insuffisance aortique que nous venons d'étudier comme altération possible et même fréquente chez les vieillards, résultent à peu près les mêmes phénomènes cérébraux que ceux qui dépendent d'une altération des parois du cœur.

Dans l'insuffisance aortique en effet le ventricule dilaté et hypertrophié a perdu sa force et le liquide projeté retombe dans le cœur, il y a donc dans cette circonstance une ischémie qui survient, assez souvent, et donne lieu à un vertige constant.

Pour mieux comprendre les phénomènes qui résultent d'une ischémie par athérome, je prendrai pour exemple l'observation N° 1 de M. le Dr Lépine (1).

---

1. Lépine. Thèse de Paris. *De l'Hémiplégie pneumonique*. 1870.

Dans cette observation on voit que la malade avait une pneumonie avec hémiplégie du côté gauche et paralysie faciale du même côté, sans le plus petit ramollissement, ainsi qu'on le constata à l'autopsie; par conséquent cette observation est précieuse, elle nous montre que l'hémiplégie peut parfaitement exister sans ramollissement.

M. Lépine fait suivre cette observation des quelques réflexions qui se résument à peu près en ceci « L'autopsie « a permis de constater une ischémie relative des parties « qui reçoivent le sang de l'artère sylvienne du côté droit, « cet état d'ischémie était expliqué par un rétrécissement « athéromateux notable de cette artère; un caillot fibreux « paraissant remonter à quelques jours, contribuait encore « à rétrécir la lumière du vaisseau. »

Il nous faut maintenant expliquer le phénomène hémiplégie sans ramollissement, comme nous l'avons rencontré dans le fait précédent.

Pour la nutrition d'un organe il suffit d'un filet de sang, mais pour sa fonction il faut une quantité considérable de ce liquide, si bien qu'on peut ici rapprocher cette proposition de l'expérience de M. Cl. Bernard, sur la fonction des glandes salivaires, expériences dans lesquelles il prouva que, pour la sécrétion de la salive, il faudrait une plus grande quantité de liquide sanguin que pour la nutrition propre de l'organe glandulaire ; si donc cette donnée est acquise à la science, elle peut s'appliquer avec bien plus de raison encore aux fonctions du cerveau, et je dirai d'après M. Lépine, que le cerveau fonctionne plus ou moins régulièrement dans l'ischémie, autant que le calibre des vaisseaux n'est pas trop rétréci, et autant que les malades atteints d'ischémie ne se trouvent pas sous l'influence d'une affection aiguë. Car, comme nous l'avons déjà fait entrevoir, l'abaissement considérable de la tension vasculaire se joint alors à la lésion qui a déterminé l'ischémie, la circulation cérébrale se trouve considérablement entravée, et l'hémiplégie en est la conséquence.

Mais comment expliquer cette hémiplégie avec cette ischémie qui, nous dira-t-on, n'est pas unilatérale ? Il est de règle pour tous les organes de l'économie qu'il se trouve toujours un côté plus malade que l'autre, et que lorsque celui-ci est plus malade, son congénère remplit les fonctions de la portion malade ; de même pour le cerveau on rencontre une altération plus considérable dans les vaisseaux d'un seul côté, et c'est ainsi que nous pouvons comprendre l'hémiplégie sans ramollissement.

M. Lépine a en outre observé que cette hémiplégie peut disparaître en un jour, ou quelques heures, alors que le cœur fonctionne peut-être mieux, et que sa tension augmente.

*C. — Symptomatologie.* Les malades qui ont des athéromes dans les artères cérébrales jouissent assez souvent d'une santé satisfaisante, la maladie va graduellement en augmentant et ce n'est que lorsque le calibre des vaisseaux est considérablement diminué, que les phénomènes cérébraux acquièrent toute leur intensité.

Cependant, même avant d'en arriver là, cette ischémie

donne lieu à quelques symptômes qui ont cela de particulier, d'avoir pour phénomène constant un état de sommo-
lence et de paresse pour tout effort de mémoire. Ces malades s'endorment très-facilement, et cela s'explique par
l'ischémie cérébrale, mais leur sommeil est très-court et
par suite de cet état de choses, ils deviennent irritables, mé-
lancoliques, et quelquefois une névralgie cardiaque accompagne cet état.

Souvent, en examinant le pouls de ces malades on constate que les artères radiales sont dures au toucher et rou-
lent sur le doigt, et ce signe est important pour le diagnostic. Le pouls de ces malades est habituellement faible et
lent, mais si on élève la tension artérielle de ces malades
au moyen de quelques médicaments et par une alimentation nourrissante, le cœur fonctionne mieux et les phénomènes cérébraux, comme la céphalalgie, l'état somnolent,
et les troubles visuels peuvent disparaître momentanément,
mais leur apparition ne tarde pas, l'altération artérielle,
l'athéromasie ne disparaît pas.

Ce qui caractérise surtout cette forme d'ischémie c'est la
diffusion et la mobilité des symptômes : on s'en rendra
facilement compte si l'on songe que les altérations des artères sont elles-mêmes diffuses, que la nutrition de l'encéphale est par suite compromise en divers endroits, et que
l'état de perméabilité des vaisseaux malades peut subir
de nombreuses variations ; de là, il résulte que la marche
de la maladie, quoique lente habituellement, peut subir des

aggravations brusques auxquelles succèdent des temps d'arrêt ou même des moments rétrogrades.

C'est ainsi que dans les observations qu'on verra dans ce chapitre, les choses se sont passées ; mais une maladie intercurrente aiguë, la pneumonie, est venue aggraver et hâter la marche de la maladie, et l'on comprend quelle gravité une telle affection peut avoir sur la production des acci-dents ischémiques, lorsqu'on songe que l'altération athéro-mateuse par elle-même détermine ces phénomènes, et comment une affection comme la pneumonie, par l'abais-sement encore plus considérable de la tension dans le sys-téme cardio-vasculaire qu'elle imprime à la maladie pre-mière, est un accident de la plus haute gravité.

Le degré plus ou moins élevé de l'ischémie amène dans la mémoire des troubles qui varient comme lui. Quel-quefois la mémoire des mots seule est perdue, l'on n'a qu'une simple *amnésie* verbale.

Quelquefois même il n'y a que de l'hésitation dans la parole, et de l'incertitude dans les mouvements, rarement des secousses musculaires, involontaires.

Au milieu de cet état, on constate un beau jour une ag-gravation subite de tous les symptômes, avec une paralysie circonscrite de la motilité, les phénomènes qu'on a observés dans les faits qui suivent doivent être interprétés de cette façon, quoique une pneumonie soit venue *aggraver l'état des malades*. Cette espèce d'attaque est alors apoplec-tique, c'est-à-dire qu'il y a perte subite de la connaissance et résolution générale des membres, puis le malade revient à lui.

La paralysie qu'on rencontre chez ces malades peut avoir la forme hémiplégique, mais cela n'a rien de constant comme on le voit dans l'observation qui suit, elle peut être limitée à un bras, à une jambe ou à la face.

Cependant lorsque aucune maladie aiguë ne vient compliquer l'ischémie par athérome et que les altérations n'occupent pas une grande étendue, les malades peuvent se rétablir rapidement, ainsi il n'est pas rare de voir les paralysies disparaître, mais les facultés intellectuelles restent longtemps compromises.

Ces phénomènes graves ne surviennent, à vrai dire, qu'avec une inopexie déterminée surtout par un état aigu. Dans ces cas l'oblitération vasculaire arrive assez vite. La thrombose et les paralysies qui suivent en sont la conséquence fatale et presque immédiate.

On a considéré comme une forme d'ischémie passagère (1) l'ischémie que nous étudions actuellement. Pour nous au contraire, cette ischémie malgré sa marche lente, incomplète, continue à faire des progrès une fois déclarée, car on ne peut pas agir sur la paroi des vaisseaux, par conséquent il n'y a là rien de passager, bien au contraire, par les progrès que l'altération vasculaire peut faire, les malades sont sous l'influence imminente d'une aggravation que l'on doit toujours prévoir. Nous avons étudié dans notre

---

1. Bachelet. *Loco cit.* p. 26.

deuxième chapitre une forme d'anémie passagère, mais nous ne croyons pas qu'on puisse admettre une telle forme d'ischémie.

### DIAGNOSTIC, PRONOSTIC, TRAITEMENT.

Le diagnostic de l'ischémie incomplète que nous venons d'étudier, est assez difficile, et ce n'est que par l'ensemble des symptômes, et par un long examen que l'on pourra peut-être y arriver. Mais si le médecin constate l'altération des artères périphériques, et qu'en même temps le malade n'éprouve pas d'autres symptômes, que de la somnolence, de la paresse intellectuelle et parfois du vertige, on pourra presque affirmer l'existence d'athérome cérébrale, et considérer les phénomènes observés comme dus à une ischémie incomplète. Les antécédents alcooliques l'âge, avancé du malade ne peuvent que rendre cette opinion plus probable.

Les signes tirés de l'état des artères ont une certaine importance pour le diagnostic, ainsi on constate par la palpation de l'artère radiale, ou des fémorales une élongation du vaisseau devenu en même temps flexueux, ailleurs on sentira des dilatations partielles ou multiples, et si les parois ont subi une dégénérescence calcaire à peu près complète, l'artère présentera au toucher la consistance d'un tube résistant. Les battements de l'artère seront moins appréciables, au doigt, et cela s'expliquera par la perte de l'élasticité du vaisseau. Mais lors même que l'artère radiale n'est pas altérée, on observe encore des modifications dans le choc de l'ondée sanguine, l'aorte étant plus souvent la première altérée, et c'est ici que le sphygmographe de M. Marey rend de véritables services. En effet au moyen de cet instrument on peut constater une altération athéromateuse de l'aorte ; le pouls dans ce cas présente le plateau qui est caractéristique de ce genre d'altération ; l'on sait en effet qu'à l'état normal chacune des pulsations présente une ascension, un sommet, et une descente.

Dans l'athéromasie l'ascension est brusque, le sommet horizontal, la descente rapide sans dicrotisme, de plus le tracé de chacun de ces temps de la pulsation présente une grande amplitude. C'est à la perte de l'élasticité et à l'hypertrophie du ventricule gauche, que l'on doit rattacher ces modifications du pouls ; de plus, à côté de ces signes qu'indiquent une altération de l'aorte, et que par conséquent on sera à peu près en droit de considérer que la même lésion existe dans les artères cérébrales, et que les phénomènes observés dépendent d'une ischémie par athérome, on constatera encore un bruit de souffle râpeux, systolique qui poura s'entendre sur le trajet des gros vaisseaux ; ce signe est encore de nature à démontrer l'existence de l'athéromasie

On aura encore quelques signes généraux qui viendront en aide ; ainsi l'athéromateux est très-impressionable au froid ; on aura en outre assez souvent un abaissement de température (jusqu'à deux degrés) (1). La sensibilité géné-

---

1. Lecorché. *Thèse d'agrég.* 1869. Paris.

rale est amoindrie, les sens spéciaux sont plus ou moins émoussés, à son tour la motricité s'altère.

Si, en outre on apprend qu'à un certain moment le malade a eu sous l'influence d'une maladie aiguë une attaque d'hémiplégie, et que celle-ci n'a pas été de longue durée, on pourra encore avoir quelques probabilités en faveur d'une ischémie par simple athérome.

Pourtant il faut le dire ; dans la grande majorité des cas le diagnostic est même tout à fait impossible ; celui-ci est encore bien plus difficile, lorsqu'il est survenu une hémiplégie, et dans ce cas il faut savoir si elle tient à un ramollissement, ou à une hémorrhagie cérébrale, car l'état athéromateux peut produire et produit même l'hémorrhagie ; dans l'hémorrhagie, cependant l'hémiplégie survient brusquement et elle est constante, tandis qu'elle oscille souvent lorsqu'elle est le résultat d'une ischémie par athérome. L'état aigu de l'ischémie doit faire croire à une endartérite, et comme résultat final une thrombose qui, comme nous l'avons vu, aggrave l'état des malades. Lorsque comme maladie intercurrente de l'état ischémique du cerveau, il survient une pneumonie comme dans les faits observés par M. Lépine, et que l'hémiplégie est survenue brusquement, aussitôt ou peu de temps après le début de la pneumonie, celle-ci peut être méconnue. Les signes physiques manquent souvent chez les vieillards, alors même que l'examen du thorax a été attentif.

Dans ces cas, dit M. Lépine, la thermométrie peut nous venir en aide.

En effet, on sait depuis les travaux de M. le Professeur Charcot que, dans les quelques heures qui suivent le début d'une attaque d'apoplexie causée par une hémorrahgie soit par une oblitération artérielle, la température centrale est normale ou abaissée. Si donc, on trouve dans le cas que nous supposons une température fébrile, il faut soupçonner une pneumonie dont les signes viendront confirmer l'existence.

*Le pronostic* n'est pas grave tant qu'aucune complication du côté des voies respiratoires n'intervient pour aggraver l'état des malades. En effet on peut vivre des années avec des athéromes dans les artères cérébrales ; mais aussitôt qu'une maladie aiguë se déclare les phénomènes deviennent fort graves, et on doit porter un pronostic fâcheux toutes les fois, que l'hémiplégie arrivera brusquement, car dans ce cas on doit supposer la formation d'un caillot qui oblitère complétement le calibre déjà rétréci des artères encéphaliques.

*Traitement.* — Le médecin *peut intervenir* pendant toute la durée de la maladie; ce n'est pas à dire qu'il puisse modifier les parois des artères malades, mais par des médicaments, combinés avec une bonne alimentation, il peut augmenter la tension cardio-vasculaire, et même pour favoriser le développement de la circulation collatérale.

Si donc le malade est faible, si la circulation est languissante, on donnera avec avantage, des vins généreux, de l'alcool, du quinquina et on recommandera au malade des vêtements bien chauds, on appliquera des sinapismes pour ranimer l'excitabilité nerveuse, et l'on aura soin de tenir la tête basse.

On se bornera ensuite à mettre le malade dans de bonnes conditions d'hygiène et de régime, et à combattre par un traitement symptomatique les diverses complications qui se présentent.

Voici les observations qui nous ont guidé dans la rédaction de ce chapitre, et que nous tirons de la remarquable thèse de M. Lépine (1)

### Observation I.

**Empruntée à la thèse de M. le Docteur Lépine, thèse de doctorat 1870**
*(De l'hémiplégie pneumonique.)*

*Pneumonie lobaire du côté droit. — Paralysie vaso-motrice des membres du côté gauche, puis, à la fin, paralysie du mouvement du membre supérieur gauche et paralysie faciale du même côté. — Autopsie.*

Noop... âgée de 82 ans, entrée à l'infirmerie de la Salpêtrière (service de M. Charcot), le 20 octobre 1869. Depuis quelques jours elle se plaignait d'un point de côté.

Dans la nuit du 19 au 20 elle a quitté son lit ; on l'a trouvée dans la cour. Pendant la journée du 20, elle a encore eu du délire d'action ; elle est tombée de son lit à deux reprises. Le soir elle a été amenée à l'infirmerie.

Le 21 au matin. — On constate l'état suivant : expression d'hébétude de la face ; léger embarras de la parole. Quand on lui demande

---

1. Lépine. *Loco cit.*

où elle souffre, elle applique les mains sur les fausses côtes du côté droit et marmotte quelques mots, mais elle ne sait pas où elle est.

La pommette gauche est rouge et chaude ; la droite est pâle. A l'auscultation de la poitrine, souffle bronchique dans la fosse sus-épineuse droite, en avant quelques râles sous-crépitants.

Dans le reste du poumon, la respiration est naturelle. A la percussion submatité au sommet du poumon droit en avant et en arrière. — La respiration est à 28 ; pas d'oppression apparente ; le pouls, à 96, régulier ; la langue un peu sèche ; la température de la peau, des membres et du tronc ne paraît pas élevée ; la température du rectum est 40° c. — Lav. purgatif ; musc ; vésicatoire le soir. — Elle a dormi toute la journée : les deux pommettes sont également chaudes et un peu colorées. Le membre supérieur gauche et le genou gauche sont beaucoup plus chauds que les parties symétriques du côté droit. Les pupilles sont égales. La respiration est à 28, comme le matin, mais haute et un peu bruyante. Le pouls à 104, avec une intermittence toutes les quatre ou cinq pulsations T. R. 39°, 8.

Le 22 matin. — L'état est à peu près le même qu'hier, sauf qu'il n'y a plus de troubles vaso-moteurs ; le pouls a toujours des intermittences. T. R. 39°, 6. — Le soir la température est la même. Le 23 matin. — Agitation cette nuit. — Les autres symptômes, comme les jours précédents. T. R. 40°, 2. Le soir. — Elle s'est levée aujourd'hui et a fait une chute à la renverse. L'oppression n'est pas plus marquée ; souffle et râle sous-crépitants dans la fosse sus-épineuse droite. Pouls à 120, irrégulier ; peau plus chaude le matin. T. R. 40°. Du 24 au 29 matin. — L'agitation est restée la même ; les autres symptômes n'ont pas varié sensiblement mêmes signes stéthoscopiques que précédemment ; même irrégularité du pouls ; la température centrale a oscillé assez régulièrement autour de 40°. On n'a pas constaté de troubles vaso-moteurs.

Le 29 matin. — On entend dans toute la partie inférieure du poumon droit de gros râles ronflants et sibilants. Le pouls est toujours le même, mais la température est seulement 37°, 6.

Le 29 soir. — L'état s'est aggravé : agitation très-grande ; 36 respirat. La malade gémit à chaque expiration ; elle ne paraît pas pouvoir parler. Le pouls à 120, irrégulier. Pour la première fois, on constate que l'avant-bras gauche est algide. T. R. 39°, 4. Le 30 matin. — Agitation, plaintes, air égaré. Le bras gauche est appliqué sur le côté de la poitrine ; l'avant-bras gauche est un peu tuméfié et manifestement plus chaud que le droit. Quand on le soulève, il retombe, mais non lourdement. Quand on pince la malade, elle se défend presque uniquement avec le bras droit. Pas de différence entre les membres inférieurs sous le rapport de la motilité de la sensibilité, de l'intensité des mouvements réflexes et de la température. Très légère paralysie faciale gauche, caractérisée par une faible déviation de la commissure labiale à droite, appréciable quand la malade grimace. Peut-être cette légère hémiplégie faciale existait-elle déjà hier. 40 respirations avec râle trachéal, pouls 108, plus faible qu'hier ; il paraît régulier ; petites excoriations aux deux fesses ; urine sans dépôt. T. R. 38°, 8.

Le soir. — Agitation toute la journée. La malade gémit à chaque expiration ( 48 respirat ) ; pouls à 120, presque insensible. Même état de l'hémiplégie que ce matin avec la seule différence que l'avant-bras gauche est algide. Le membre supérieur droit est très-chaud. T. R. 39°, 2. Le 31 matin. — Agitation, plaintes et crise toute la nuit. Les yeux sont clos ; râle laryngo trachéal ; 56 respirat. la face est rouge, elle est tournée à droite. Le membre supérieur gauche est inerte ; il est plus chaud que le droit et plus coloré ; sueur visqueuse, plus abondante à gauche. Les membres inférieurs sont froids, surtout le droit ; l'escharre de la fesse gauche est plus étendue. ( La malade était surtout couchée sur le côté gauche ) ; pouls insensible. T. R. 38°, 4.

Mort à quatre heures de l'après-midi. Autopsie le 2 novembre, quarante heures après la mort.

La rigidité cadavérique ne présentait pas hier de différence entre les deux côtés. Il en est de même aujourd'hui. Couche épaisse du tissu adipeux sous-cutané. La cavité péricardique ne contient pas de liquide. Le cœur est de volume normal, il est surchargé de graisse. Les cavités droites renferment un gros caillot fibreux globulaire ; le bord libre de la valvule tricuspide est très-épaissi ; celui de la valvule mitrale l'est encore davantage ; l'endocarde de l'oreillette gauche est épaissie et blanchâtre sur sa paroi postérieure ; petit caillot fibrineux homogène dans l'auricule gauche ; valvules aortiques normales ; aorte non athéromateuse. Le tissu musculaire du cœur est d'une coloration et d'une consistance normales ; les parois des deux ventricules ont leur épaisseur ordinaire. Le poumon gauche est un peu emphysémateux. Le poumon droit présente une hépatisation rouge de tout le lobe supérieur à l'exception de la petite languette qui forme sa portion la plus inférieure ; les ganglions bronchiques correspondants sont tuméfiés et ramollis. Le foie est normal.

La rate présente un volume assez considérable, elle est un peu molle.

Les reins sont à l'état normal, sauf que l'un d'eux est le siège d'un kyste du volume d'une noisette ; leur tissu est parfaitement sain. L'estomac est sain.

Le crâne est à l'état normal.

Liquide céphalo rachidien très-abondant. La surface convexe de l'hémisphère droit ne présente pas les fines arborisations vasculaires que l'on remarque sur les parties symétriques de l'autre hémisphère.

L'artère basilaire n'est pas athéromateuse. Les cérébrales postérieures sont un peu athéromateuses.

Du côté droit, il n'existe pas de communicante postérieure visible. La communicante antérieure est très-grêle. La carotide interne à sa terminaison et surtout le tronc de la sylvienne droite sont très-athéromateuses. La lumière de ce dernier vaisseau est très-notablement rétrécie par un caillot fibrineux, homogène, blanchâtre. Les deux hémisphères coupés en tranches fines ne présentent pas de différence sous le rapport de la coloration ou de la consistance. Les noyaux de substance grise (corps striés, couches optiques) sont parfaitement sains ; ils ne sont pas le siège de lacunes.

La pneumonie s'est manifestée ici par du délire d'action; puis paralysie vaso-motrice des membres du côté gauche, qui n'a pas duré plus d'un jour. Après trois jours la température s'est abaissée au degré normal ; dès le soir la température s'était élevée de nouveau à 39°5, et le membre supérieur gauche présentait une algidité qui le lendemain alternait avec un excès de chaleur, en même temps qu'il était atteint de paralysie incomplète de la motilité et que se montrait une paralysie faciale du même côté. — Il y avait donc ici, ainsi qu'on le voit à « l'autopsie » une ischémie relative des parties servies par l'artère sylvienne droite.

OBSERVATION II.

*Pneumonie lobaire gauche. — Hémiplégie gauche complète avec flaccidité. — Déviation de la tête et des yeux à droite. — Autopsie.*

(Obs. due à M. Lépine).

Av... âgée de 71 ans, entrée à l'infirmerie de la Salpêtrière le 16 novembre 1867 (service de M. Charcot.) Depuis huit jours seulement elle était malade; elle ne mangeait plus. Toutefois elle a continué jusqu'à hier à travailler.

Ce matin, elle n'a pas pu se lever on a remarqué qu'elle paraissait avoir de la fièvre et qu'elle avait beaucoup de difficulté à parler. A onze heures du matin, elle a été dans l'impossibilité absolue de s'exprimer ;

et sans qu'on se soit aperçu qu'elle fût paralysée, elle a perdu progressivement connaissance.

A six heures du soir, on constate l'état suivant: coma; mais lorsqu'on interpelle très-vivement la malade, elle entend, car le visage prend une expression d'impatience.

La respiration est très-bruyante surtout l'expiration, 36 par minute. La malade fume la pipe avec la joue gauche. Le pouls est à 96, régulier. La température du rectum: 40; 2. c. La peau n'est nullement chaude.

La tête est très-fortement déviée; la face regarde à droite. Les yeux ne le sont pas sensiblement et les pupilles sont normales. Le bras gauche retombe comme une masse inerte. Si on la pince, la malade ne le retire pas, tandis qu'elle retire le bras droit.

Pour les membres inférieurs, la motilité paraît intacte à droite; à gauche, au contraire, le membre ne se meut que péniblement quand on le pince; mais les mouvements réflexes déterminés par le chatouillement de la plante des pieds sont très-énergiques des deux côtés. Pas de différence de température sensible, entre les membres des deux côtés.

17 matin. — La malade est dans un état de somnolence moins profond qu'hier. Quand on lui ordonne de soulever les membres, elle soulève ceux du côté droit; ceux du côté opposé restent tout à fait immobiles. Elle répond par quelques grognements et ne peut articuler aucune parole. La face est tournée à droite comme hier, les yeux sont actuellement dirigés à droite; ils sont habituellement clos; un peu de nystagmus.

La face est un peu pâle. Respiration haute avec contraction des scalènes et des sterno-mastoïdiens; un peu de râle laryngo-trachéal; 36 par minute. Pouls faible, à 104. T. R. 39°,7; T. axill. gauche 39°,3; axill. dr. : 39°,1.

La peau du membre supérieur gauche est beaucoup plus chaude que celle du droit; après quelques minutes d'exposition à l'air, cette différence a beaucoup diminué. Entre les deux membres inférieurs il n'y a pas, au moment où on les découvre, une différence appréciable de température ; mais, quelques minutes plus tard, le genou gauche s'était refroidi un peu plus que le droit.

Râles ronflants dans toute l'étendue de la poitrine ; matité dans la fosse sus-épineuse gauche. Le soir. — Somnolence, mais la malade peut parler ; elle se plaint de souffrir « de la tête, du côté gauche, » et elle y porte la main droite. Elle dit encore qu'elle a soif, qu'elle souffre partout et qu'elle n'a pas de point de côté. La respiration est très-bruyante à 40 ; le pouls à 104, assez régulier T. R. 39°,6 ; T. axill. gauche : 38°,8 ; T. axill. dr. : 38°,3.

18. matin. — Même déviation qu'hier de la face et des yeux ; paralysie faciale du côté gauche très-prononcée ; même paralysie des membres du côté gauche. La malade est plus réveillée qu'hier : elle répond aux questions. 36. respir. ; pouls à 96, régulier. T. R. : 39°,4.

Le soir. — L'état est le même ; la respiration toujours embarrassée à 38 ; pouls régulier à 108. T. R. ; 39°,4. T. de l'aisselle gauche : 38°,7 : de l'aisselle droite ; 38°,4. La paralysie des membres du côté gauche est toujours complète, et pour la première fois on constate en découvrant la malade que le membre inférieur gauche est notablement plus chaud que le droit ; les mouvements dans le genou gauche sont douloureux.

19 matin. — Même état, la malade a sa connaissance ; mais la respiration est toujours très-gênée. Le genou gauche renferme une quantité notable de liquide.

Le soir. Les yeux sont fermés ; la malade parle moins bien ; respiration pénible et fréquente ; râles sous-crépitants aux deux bases, surtout à gauche, la peau est chaude partout ; le pouls à 106, régulier, T. R. : 39°, 7, T. axill. gauche : 39°, 2 ; axill. dr. 38°, 8.

20 matin — Coma profond : râle laryngo tracheal ; respiration accélérée, avec contraction énergique des sterno-matoïdens. Pouls à 108, petit, avec des intermittences. Résolution générale ; le chatouil-

lement de la plante des pieds détermine des mouvements réflexes à gauche. L'hydartrose du genou gauche persiste. T. R. 40°, 3.

Le soir (à 4 heures). — Chaleur et moiteur générale de la peau. T. R. 40°, 8 ; T. axill. gauche : 40°, 2. temp. axill. dr : 40, 1. Pouls à 124, très-mou. La déviation de la tête persiste.

Mort à dix heures du soir.

A minuit et le 21 à neuf heures du matin, la température de la peau du membre supérieur est relativement plus élevée à gauche qu'à droite. La rigidité cadavérique (à neuf heures) est égale des deux côtés. Le lendemain 22, la rigidité persiste dans le membre supérieur droit ; elle manque presque complètement dans le gauche.

*Autopsie.* Les deux poumons pèsent ensemble 1,600 gr. Hépatisation rouge (et grise par places) du bord postérieur du poumon gauche dans toute la hauteur. Engouement de la base du poumon droit. Le cœur est un peu surchargé de graisse, il pèse 300 grammes. Les orifices sont sains et les parois sont à l'état normal.

Le foie, la rate, et les reins sont sains.

L'articulation du genou gauche ne renferme plus une quantité exagérée de liquide, mais la synoviale est légèrement injectée, surtout au niveau des ligaments croisés, cette rougeur n'existe pas à droite.

*Encéphale.* Liquide céphalo-rachidien très-abondant. — Les artères de la base de l'encéphale et leurs branches sont toutes très-athéromateuses ; quelques-unes sont notablement rétrécies, mais aucune ne présente d'oblitération. Dans plusieurs d'entre elles on rencontre de petits caillots qui ne remplissaient pas leur calibre complètement. La pie-mère est assez injectée, peut-être davantage du côté droit ? L'encéphale tout entier a été coupé en tranches fines, nulle part on n'a pu constater la moindre altération du tissu nerveux.

Ce cas diffère un peu du précédent; ici le membre inférieur était atteint de paralysie du mouvement, et peu d'heures ont suffi pour l'établissement de l'hémiplégie.

L'autopsie attentive a démontré l'absence absolue de tout ramollissement ; la lumière de plusieurs branches artérielles était seulement rétrécie.

Les phénomènes qu'on a observés chez cette malade tiennent en grande partie à la pneumonie qui est venue compliquer l'état ischémique dû aux altérations artérielles qui étaient comme on vient de le voir, notablement athéromateuses.

La formation des caillots que l'on a rencontrés chez cette malade sont dus à l'état fébrile déterminé par la pneumonie; le sang dans ces circonstances, nous venons de le voir, a une tendance à la coagulation.

M. Lépine fait les réflexions suivantes sur cette observation :

« L'abaissement de la tension dans le système artériel
« qu'amènent chez les pneumoniques l'état fébrile, l'absti-
« nence et quelquefois aussi un certain degré de parésie
« cardiaque, accroît la tendance à l'ischémie qui peut exister
« dans certaines parties de l'encéphale, dans celles notam-
« ment qui reçoivent leur sang d'un vaisseau athéromateux;
« or, le cas présent entre complétement dans cette catégorie.

Les accidents hémiplégiques de la pneumonie dans le cas présent ont donc été sous l'influence de l'ischémie par athérome.

# INDEX BIBLIOGRAPHIQUE.


**Hippocrate**. — Des maladies, liv. 1ᵉʳ 5,30. Des vents, p. 14.

**Gazette hebdomadaire de médecine et de chirurgie**. — 1856, p. 289, discussion soulevée à la société de Médecine de Strasbourg, à propos de l'embolie — et Gazette hebd. 1857.

**Legroux**. — Thèse de Paris, 1827, p. 17 et Gazette hebd, de méd. et chirurgie de Paris, 1856.

**Trousseaux**. — Union médicale, 1858, p. 35, et clinique médicale, tome II, p. 571 et 617. (1864).

**Lenoir**. — Thèse de Paris. 1837. — De la gangrène spontanée.

**Broca**. — Bullet. de la Société anat. 1861, et bulletin de la Société d'Anthropologie, tome II. 1861, et traité d'Anévrysmes. *Dict. des sciences médicales,* nouvelle édition, tome V, p. 611, et article cerveau. — Potain.

— *Dict. de méd. et de chirurgie pratique,* voir cerveau, carotides.

**Hughlings-Jackson**. — Arch. de méd. 1865.

**Gairdner**. — — 1866.

**Lefort**. — Dict. des sc. articles carotides.

**Ehrmann**. (de Strasbourg), Thèse. 1858.

**Charcot**. — Comptes-rendus et mém. de la soc. de biologie. 1851.

**Laugier**. — Bulletin de la soc. anat. 1846, tome XXI, p. 123.

**Fontenau**. — Thèses de Paris, 1861.

**Trousseaux et Dumontpallier**.—Bulletin de la soc. anat. 1860.

**Kussmaul et Tenner**.—Journal de physiologie de Brown-Séquard Tome 1ᵉʳ 1858.

**Lanceraux**. — Thèse de Paris. 1862. Thrombose et Embolies.

**Lecorché**. — Thèse d'agrégation. 1869. Paris. — Athéromasie.

**Rostan**. — Dict. des sciences, tome XII, p. 663.

**Gintrac**. — VI vol. traité path-interne. — Anémie encéphalique.

**Gœttingue**. — 1873. §. III. De apoplexia en inanitione.

**Dehæn**. — Ratio medendi, tome IV, p. 183.

**Marotte**. — Bulletin de thérapeutique, 1854. p. 507.

**Sydenham**. — Opéra, — p. 388.

**Bœrrhave**. — De morbis nervorum, p. 643-652.

**Maugold**. — Apoplexiæ plures practes sanguineam et serosam dori
species. 1765. § XIII.

**Lépine**. — Mémoire de la société de biologie, 1867. Paris, et arch.
de physiologie, 1869.

**Duret**. — Arch. de physiologie, 1873, et progrès médical n°. 22
du 8 novembre 1873.

**Bachelet**. — Thèse de Paris. 1868.

**Andral**. — Clinique médicale, Paris, 1840, tome V, p. 287, et
traité de path. interne, Paris, 1836.

**Marshall-Hall**. — Médical essays.

— Idem-Diseases aud dérangements of the nervons, deutsh
von Wallach ; Leipzig. 1812.

**Burrows**. — Beebach, über die krankheiten des cerebralen
blutkreislanfes ; ans dem Englischen von Posner, 1847.

**Dondres**. — Schmidt's Jahrbiicher, 1851.

**Prevôt et Cotard**. — Arch. de phys. 1869. N. 2. p. 322 et
Prevot. thèse de Paris, 1866.

**Morgagni**. — Epistola V, art. 24.

**Rochoux**. — 1814, p. 141, traité d'apoplexie.

**Forget**. — G. médicale, 1838.

**Bouillaud**. — Journ, hebd. 1835, tome II, p. 385.

**Hayem**. — Arch. de phys. 1869, tome II. Thrombose etc.

**Sevelinges**. — Ancien journal. 1758, tome VII, p. 428.

**Richet**. — Anat. médico, ch. 1866, et dict. de méd. et de ch.
tome VI, carotides.

**Cocteau**. — Recherches sur les altérations des artères à la suite de la ligature. Thèse de Paris. 1868. p. 75.

**Magendie**. — Recherches physiologiques et chimiques sur le liquide céphalo-rachidien. Paris 1842.

**Marey**. — Physiologie de la circulation du sang, Paris.

**Brown-Séquard**. — Arch. de Phys. 1868 et 1869.

**Piorry**. — Infl. de la pesanteur sur le cours du sang. Arch. génér. de méd. Janv. 1826

**Marshall-Hall**. Exper. Research. du the Effects.

**Of-Loseof**. — Belood in méd. chir. trans t. XVII, 1832.

**Schwentke**. — Hémathologie. Hag. 8°. 1743. p. 73.

**Jaccoud**. — Nouveau dict. de méd. et chir. t. XIII. p. 73 et son traité de path. interne. t. 1$^{er}$.

**Durham**. — Guy'Shospital reports. 3$^e$ série. t. VI et in Arch. de méd. 1861. t. I.

**Luys**. — Recherches sur le système nerveux cerebro spinal. Paris 1865.

**Clutterbuch**. — Cyclopedia. Art. Apoplexy. t. 1$^{er}$ p. 147 et in. gintrac. VI. vol. p. 531.

**Burrows**. — On disorders of the cerebral circulation and ou its connesion between affectiones, of the Brain and diseas of the heart. London. 1846.

**Pamard** d'Avignon. Anales cliniques de Montpellier, 1864. t. III. p. 254.

**Longet**. — Traité de physiologie — Circulation.

**Küss** — et matias Duval. Cours Physiologie professé à la faculté de médecine de Strasbourg.

**Vulpian**. — Physiologie du système nerveux. 1866.

**Petit**. Mémoires de l'Académie des sciences ; 1765.

**Haller**. — Opusc. pathol. t. III. obs. 23. p. 304.

**A. Cooper**. — Méd. chir. trans. t. I. p. 223.

**Willigk**. — Cannstattt'S. Jahresb, 1854. t. II. p. 74.

**Lenoir.** — Diction. des études médicales art. Carotide.

**Lisfranc.** — Thèse du concours. 1834.

**Meckel.** — Manuel d'anatomie. trad. franc. t. II. p. 354.

**Schützenberger.** — De l'oblitération subite des artères. 1857. p. 72. Union médicale.

**Traube ueber.** — Die durch Embolie bewirkte ge.

**Hirnerweischung.** — Deutsche klink. 1854. N. 44.

**Levick.** — Anaemia from. prolonged. lactalion softening. of the Brain. Amer. jour. of. méd. se. 1864.

**Travers-On.** — Constitutional irritation. p. 56.

**Cannstatt'S.** — Jahresb. 1853. t. III. p. 69.

**Arzouman.** — Thèse. Stras. 1858.

**Gazette des hôpitaux.** — 1858. N. 143. p. 571.

**Norman chevers.** — Remarks on the effects of oblitération. of. the. carotid. arteries. apon cérébral circulation London. méd. gaz. New series p. 1140. oct. 1845.

**Bichat.** — Recherches sur la vie et la mort p. 160.

**Mayer.** — Arch. génér. 1ere série. t. XVII.

**Jobert.** — gazette médicale. 1840. p. 525.

**Brown Séquard.** — Recherches expérim. sur les propriétés et les usages du sang rouge et du sang noir, in gazette méd. 1857. p. 690.

**Panum Ueber dem Tod.** — durchl. Embolie; Cannstatt'S. Jahresb, 1856. t. III p. 239.

— Experimentelle Untersuchungen zur physiologie und Pathologie der embolie, transfusion etc. Berlin. 1864.

**Prévôt et Cotard.** — Etudes physiologiques et pathologiques sur le ramollissement cérébral. Paris. 1866.

**Proust.** — Des différentes formes du ramollissement du cerveau. Thèse d'agrégation. 1866. Paris.

**Durand-Fardel.** — Traité clinique et pratique des maladies des vieillards. Paris 1857.

**O. Weber.** — Handbuch der allgemeinen und speciellen chirurgie redigert. V. D$^r$ Pitha und D$^r$ Billroth. Erlangen 1865. p. 62.

**Lefort.** — Bulletin de la société de chirurgie. t. IV.

**Schiff.** — Lehrbuch. der physiologie des Menschen ; Cyclus, etc. 1858-1859.

**Vulpian.** — in gazette hebd. de méd. et de chir. t. VIII. N. 21.

Mayenne. — Imp. A. DERENNE. — Paris, rue St-Séverin, 25.

**BERGERET De l'abus des boissons alcooliques.** 1 vol. in-18 jésus ... 3 fr.

**BERNARD (Claude) Introduction à l'étude de la médecine expérimentale.** 1 vol. in-8.......... 7 fr.

**BLANCHARD (E.). Les poissons des eaux douces de la France.** 1 vol. gr. in-8, avec figures.......... 20 fr.

**BOUCHUT (E.). Hygiène de la première enfance.** 1 vol. in-18 jésus..... 4 fr.

**BRUCKE (E.). Des Couleurs.** 1 vol. in-18 jésus, avec fig.......... 4 fr.

**CARRIÈRE (Ed.). Le climat de l'Italie.** 1 vol. in-8......... 2 fr. 50

**CHEVREUL. Des couleurs** et de leurs applications aux arts industriels, in-folio, avec 27 planches, cartonné en toile.......... 30 fr.

**COMTE (Auguste). Cours de philosophie positive.** 6 vol. in-8....... 45 fr.

**DALTON. Physiologie et hygiène des écoles.** 1 vol. in-18 j., avec fig..

**DEGLAND** et **GERBE (Z). Ornithologie européenne.** 2 vol. in-8..... 24 fr.

**DONNÉ (Al.). Conseils aux mères** sur la manière d'élever les enfants nouveau-nés. 1 vol. in-18 jésus.......... 3 fr.

**DONNÉ (Al.). Hygiène des gens du monde.** 1 vol. in-18 jésus.......... 4 fr.

**DUCHARTRE (P.). Éléments de Botanique.** 1 vol. in-8, avec figures. Cartonné.......... 18 fr.

**École de Salerne.** Traduction en vers. — **De la Sobriété,** conseils pour vivre longtemps, par Louis CORNARO. Traduction nouvelle. 1 vol. in-18 jésus. 3 fr. 50

**FAU (J.). Anatomie artistique du corps humain.** 1 vol. in-8, fig. noires. 4 fr.

— LE MÊME, figures coloriées.. .......... 10 fr.

**FEUCHTERSLEBEN (E. de). Hygiène de l'âme.** 1 vol. in-18 jésus... 2 fr. 50

**GODRON (D. A.). De l'espèce et des races,** spécialement de l'unité de l'espèce humaine. 2 vol. in-8 .......... 12 fr.

**GUARDIA (J. M.). La médecine à travers les siècles.** Histoire et philosophie. 1 vol. in-8.......... 10 fr.

**GYOUX (Ph.). Éducation de l'enfant.** 1 vol. in-18 jésus.......... 3 fr.

**HERING Médecine homœopathique domestique.** 1 vol in-18 jésus, cart. 7 fr.

**HUFELAND, L'art de prolonger la vie.** 1 vol. in-18 jésus ..........

**HUXLEY (Th.). La place de l'homme dans la nature.** 1 vol. in-8..... 7 fr.

**LECANU (L. R.). Éléments de Géologie.** 1 vol. in-18 jésus.......... 3 fr.

**LEMOINE (A.). Du sommeil.** 1 vol. in-18 jésus.......... 3 fr. 50

**LÉVY (Michel). Traité d'hygiène publique et privée.** 2 vol. in-8..... 20 fr.

**MAGNE (A.). Hygiène de la vue.** 1 vol. in-18 jésus, avec fig.......... 3 fr.

**MARTINS (Ch.). Du Spitzberg au Sahara.** Étapes d'un naturaliste au Spitzberg, en Laponie, en Écosse, en Suisse, en France, en Italie, en Orient, en Égypte et en Algérie. 1 vol. in-8.......... 8 fr.

**PEISSE (L.). La médecine et les médecins.** 2 vol. in-18 jésus......... 7 fr.

**PICTET. Traité de Paléontologie.** 4 vol. in-8, avec atlas de 110 pl. in-4. 80 fr.

**PIESSE (S.). Des odeurs, des parfums et des cosmétiques.** 1 vol. in-18 jésus, avec fig.......... 7 fr.

**PRICHARD (J. C.). Histoire naturelle de l'homme.** 2 vol. in-8, avec 40 planches coloriées et figures .......... 20 fr.

**QUATREFAGES. Physiologie comparée. Métamorphoses de l'Homme et des Animaux.** 1 vol. in-18 jésus.......... 3 fr. 50

**SAINT-VINCENT. Nouvelle médecine des familles** à la ville et à la campagne. 1 vol. in-18 jésus, avec fig., cartonné.......... 3 fr. 50

**ZIMMERMANN (W. F. A.). Anthropologie et ethnographie. L'homme,** merveilles de la nature humaine. 1 vol. in-8 avec figures et planches......... 10 fr.

Paris. — Imprimerie de E. MARTINET, rue Mignon, 2.